Dr. med. Klaus Undeutsch

Gefäßerkrankungen
vorbeugen und behandeln

Dr. med. Klaus Undeutsch

Gefäßerkrankungen
vorbeugen und behandeln

TRIAS

Redaktion: Dr. Anna Wagner
Umschlaggestaltung: Cyclus · D+P Loenicker, Stuttgart
Illustrationen: Carin Mutter, Christiane und Dr. Michael von Solodkoff
Fotos: The Stock Market (Umschlag vorne), Elbamare, Dresden (Umschlag hinten), MEV (2), Werner Waldmann (2)
DTP-Design: Bernd Hirschmeier
Druck: Imago Pte Ltd., Singapore
Konzeption und Projektleitung: Werner Waldmann, WZ Media, Stuttgart

ISBN 3-89373-736-7

Wichtiger Hinweis: Medizin als Wissenschaft ist ständig im Fluss. Soweit in diesem Buch eine Dosierung oder eine Applikation erwähnt wird, darf der Leser zwar darauf vertrauen, dass Autor und Verlag größte Mühe darauf verwandt haben, dass diese Angabe genau dem Wissensstand bei Fertigstellung des Werkes entspricht. Dennoch sollte jeder Benutzer die Beipackzettel der verwendeten Medikamente prüfen, um in eigener Verantwortung festzustellen, ob die dort gegebene Empfehlung für Dosierungen oder die Beachtung von Kontraindikationen gegenüber der Angabe in diesem Buch abweicht. Benutzer außerhalb der Bundesrepublik Deutschland müssen sich nach den Vorschriften der für sie zuständigen Behörden richten.

Geschützte Warennamen (Warenzeichen) werden nicht besonders kenntlich gemacht. Aus dem Fehlen eines solchen Hinweises kann nicht geschlossen werden, dass es sich um einen freien Warennamen handelt.

Die Deutsche Bibliothek - CIP Einheitsaufnahme

Undeutsch, Klaus:
Gefäßerkrankungen : vorbeugen und behandeln ; wie es zu Gefäßerkrankungen kommt ; die wichtigsten Untersuchungen und Behandlungsmethoden ; das A und O: eine gesunde Lebensweise / Klaus Undeutsch.
- Stuttgart : TRIAS, 1997
(Gesundheit kompakt)

Gefäßerkrankungen der Arterien und Venen entsprechen in der Regel Durchblutungsstörungen in diesen Gefäßen. Fasst man diese Erkrankungen zusammen, so stehen sie mit Abstand an erster Stelle hinsichtlich der Häufigkeit und der Todesursache in Deutschland.

Wie entstehen Gefäßleiden? Wie werden Gefäßerkrankungen diagnostiziert und behandelt? Kann man als Betroffener Einfluss auf diese Erkrankungen nehmen, um eine Heilung oder einen Stillstand zu erreichen oder einer Verschlimmerung entgegenzuwirken? Das vorliegende Buch soll zu diesen Fragen Informationen, Erklärungen und Antworten anbieten. Patienten mit

- Durchblutungsstörungen des Herzens und des Gehirns,
- einer arteriellen Verschlusskrankheit (insbesondere der Becken-Bein-Arterien),
- Krampfadern, Venenentzündungen, Venenthrombose, chronischen Venenerkrankungen und
- Erkrankungen der Lymphgefäße

erhalten in leicht verständlicher Sprache wichtige medizinische Informationen für ein besseres Verständnis ihrer Gefäßerkrankung. Gemeinsam mit dem behandelnden Arzt können sie dann Maßnahmen zur Krankheitsbewältigung finden, aber auch selbst Chancen zur Verbesserung ihrer Lebensqualität trotz eines Gefäßleidens wahrnehmen und schließlich erreichen, dass sie vielleicht sogar ihre Lebensprognose verbessern, zumindest aber länger gesund bleiben und gesünder alt werden.

Wir wünschen Ihnen viel Freude und gesundheitlichen Gewinn beim Lesen dieses Buches.

Dr. med. Klaus Undeutsch

Dr. med. Klaus Undeutsch ist Chefarzt der Abteilung II der Herz-Kreislauf-Klinik in Bad Berleburg. Er ist Facharzt für Innere Medizin, speziell für Kardiologie, Angiologie sowie physikalische Therapie und Rehabilitationswesen.

Inhalt

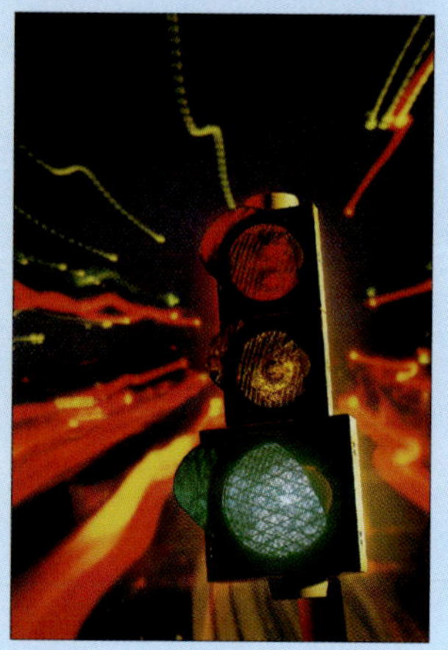

Was dieses Buch für Sie tun kann

Gefäßkrankheiten kommen in der täglichen ärztlichen Praxis sehr oft vor. Waren es bis Mitte dieses Jahrhunderts vor allem Venenerkrankungen, die im Vordergrund standen, haben seit den 50er Jahren dieses Jahrhunderts die arteriellen Gefäßerkrankungen immer mehr an Bedeutung gewonnen, insbesondere die arteriosklerotischen Arterienerkrankungen.

Ungesunde Lebensweise und medizinische Fortschritte

Dies ist nicht nur eine Folge der Zunahme von gefäßsklerotischen Erkrankungen infolge veränderter Lebensverhältnisse in unserem Lande (besonders im Hinblick auf Wohlstand), sondern auch, weil die medizinischen Informationen und das Interesse an der Gesundheit immer mehr Menschen in die Arztpraxen oder Kliniken führen, die von den Fortschritten der medizinischen Diagnostik und Therapie profitieren wollen.

Aber auch der Gedanke der Präventivmedizin, das heißt, Fragen an den Arzt zu stellen beziehungsweise nicht belastende diagnostische Untersuchungen durch diesen durchführen zu lassen, haben bei einem Teil unserer Bevölkerung Fuß gefasst.

Verhindern ist besser als heilen

Gerade die Präventivmedizin bietet hervorragende Chancen, erste Anzeichen von Gefäßerkrankungen aufzudecken und damit auf zukünftige mögliche Gefährdungen hinzuweisen. Der an seiner Gesundheit interessierte Patient hat dann die Chance, durch geeignete Vorsorgemaßnahmen (meist Veränderungen im Lebensstil) einen ungünstigen Verlauf aufzuhalten oder zu durchbrechen.

Gefäßleiden sind Spitzenreiter aller Erkrankungen

Dies gilt in besonderem Ausmaß für arteriosklerotische Gefäßerkrankungen, an deren Folgen in den westlichen Industrienationen jeder zweite Bürger stirbt.

Wie entstehen Gefäßleiden? Wie werden Gefäßerkrankungen diagnostiziert und behandelt? Kann man als Betroffener Einfluss auf diese Erkrankungen nehmen, um eine Heilung oder einen Stillstand zu erreichen oder einer Verschlimmerung entgegenzuwirken?

Das vorliegende Buch soll zu diesen Fragenkomplexen Informationen, Erklärungen und Antworten anbieten. Patienten mit

- Durchblutungsstörungen des Herzens und des Gehirns,
- einer arteriellen Verschlusskrankheit (insbesondere der Becken-Bein-Arterien),
- Krampfadern, Venenentzündungen, Venenthrombose, chronischen Venenerkrankungen und
- Erkrankungen der Lymphgefäße

erhalten zu diesen Gefäßerkrankungen in leicht verständlicher Sprache wichtige medizinische Informationen für ein besseres Verständnis ihrer Gefäßerkrankung.

Gemeinsam mit dem behandelnden Arzt können sie dann Maßnahmen zur Krankheitsbewältigung finden, aber auch selbst Chancen zur Verbesserung ihrer Lebensqualität trotz eines Gefäßleidens wahrnehmen und schließlich erreichen, dass sie vielleicht sogar ihre Lebensprognose verbessern, zumindest aber länger gesund bleiben und gesünder alt werden.

Sie selbst können sehr viel dazu beitragen, Ihre Krankheit in den Griff zu bekommen.

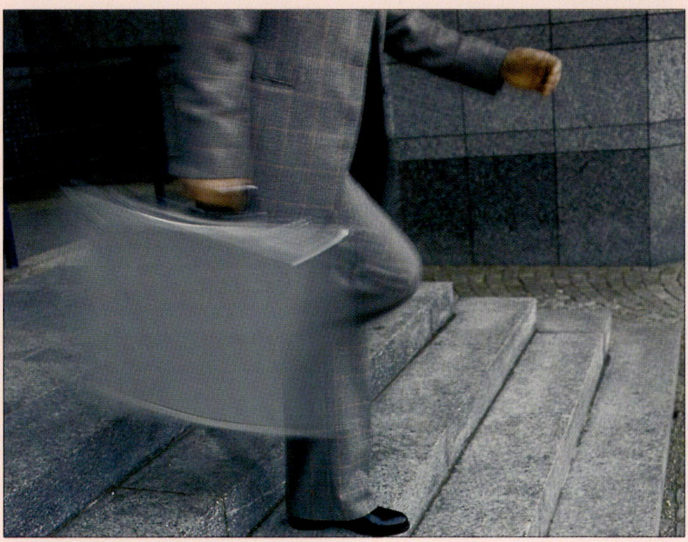

Wie entstehen Gefäßkrankheiten?

Unter Gefäßsystem versteht man die Gesamtheit der arteriellen und venösen Blutgefäße, die zusammen mit dem Herzen den Blutkreislauf bilden. Das Gefäßsystem weist zwei wesentliche Teile auf: den arteriellen und den venösen Systemteil. Wenn bestimmte Faktoren die Wandstruktur oder die Funktion eines Gefäßes stören oder schädigen, entwickeln sich Krankheiten, deren Ursachen auf den folgenden Seiten beschrieben sind.

Das Gefäßsystem

Gefäße

Arterien transportieren sauerstoffreiches (daher hellrotes) und nährstoffreiches Blut in alle Teile des Körpers. Da die Arterien den Druck durch das wie eine Pumpe wirkende Herz aushalten müssen, sind die Wände der Arterien relativ dick und vor allem im Herzen und in Herznähe sehr elastisch.

Den größten Anteil an dieser dicken Arterienwand hat die kräftige Muskelschicht. Die Gefäßinnenwand ist mit einer dünnen Gefäßinnenhaut ausgekleidet; außen auf der Muskelschicht befindet sich eine dünne Außenhaut.

Die **Venen** transportieren das verbrauchte sauerstoffarme (daher dunkelrote) Blut zurück zum Herzen und danach zur Lunge, wo das Blut mit Sauerstoff beladen wird. Dabei wird aus dem venösen Blut wieder arterielles Blut.

Da die Venen einem sehr viel geringeren Druck ausgesetzt sind, ist die Gefäßwand der Venen deutlich dünner als die der Arterien.

Die **Kapillaren** sind die kleinsten Blutgefäße. Man bezeichnet sie wegen des an engen Stellen so geringen Durchmessers auch als „Haargefäße“. Sie bilden den fließenden Übergang vom arteriellen zum venösen System. Eine Kapillare besteht aus zwei funktionell verschiedenen Teilen; der eine Teil ist das Ende der arteriellen Blutbahn, im anderen beginnt das venöse Gefäßgebiet.

Der menschliche Körper verfügt über Millionen von Kapillaren; das ganze Kapillargebiet hat deswegen eine riesengroße Oberfläche, die auf ca. 6300 m² (fast 80 x 80 m) geschätzt wird.

Die **Lymphgefäße** leiten als ein Drainagesystem die Gewebsflüssigkeit ins venöse System ab. Die Lymphkapillaren befinden sich als engmaschiges Netz in allen Körpergeweben, mehrere Lymphkapillaren vereinigen sich zu kleinen Lymphgefäßen, die sich dann ihrerseits zu größeren Lymphgefäßen vereinigen.

Der Blutkreislauf

Die Funktionsweise des **Herzens** kann mit einer doppelten Pumpe verglichen werden. Jedes Mal, wenn sich die Muskeln der beiden blutgefüllten Herzkammern zusammenziehen, wird Blut unter Druck in die Lungenarterien und in die Hauptschlagader gepumpt; dieser Vorgang heißt Systole und wiederholt sich beim gesunden Menschen, ca. 60- bis 80-mal pro Minute.

Die Lungenarterie enthält sauerstoffarmes und kohlendioxidreiches Blut, das vom Herzen zu den Lungen fließt, wo ihm Kohlendioxid entzogen und Sauerstoff zugesetzt wird. Dieses sauerstoffreiche Blut wird dem linken Herzen zugeführt (kleiner Kreislauf) und von dort über die Hauptschlagader (Aorta) in alle Teile des Körpers gepumpt (großer Kreislauf), wobei sich die Aorta auf ihrem Weg in immer kleinere **Arterien** aufzweigt.

Die **Venen** dagegen transportieren das kohlendioxidreiche und sauerstoffarme Blut aus dem gesamten Körper zum Herzen zurück. Das Pump- und Transportsystem dient also dazu, auf der arteriellen Seite Sauerstoff und andere Nährstoffe jeder Körperzelle zuzuführen und auf der venösen Seite Abfallprodukte fortzuschaffen. Der Austausch erfolgt über die **Kapillaren.**

Aus den Blutgefäßen, die zu den Nieren führen, filtern die Nierenzellen Abfallprodukte heraus, die als Urin über ein eigenes Gefäßsystem, beginnend mit dem Nierenbecken und von dort aus über die Harnleiter, in die Harnblase ausgeschieden werden. Der Urin wird mehrmals am Tag über die Harnröhre abgelassen.

Neben der Beseitigung der Abfallprodukte aus dem Blut sind die Nieren auch für die Regulation des Wasser- und Mineralsalzhaushaltes im menschlichen Körper zuständig.

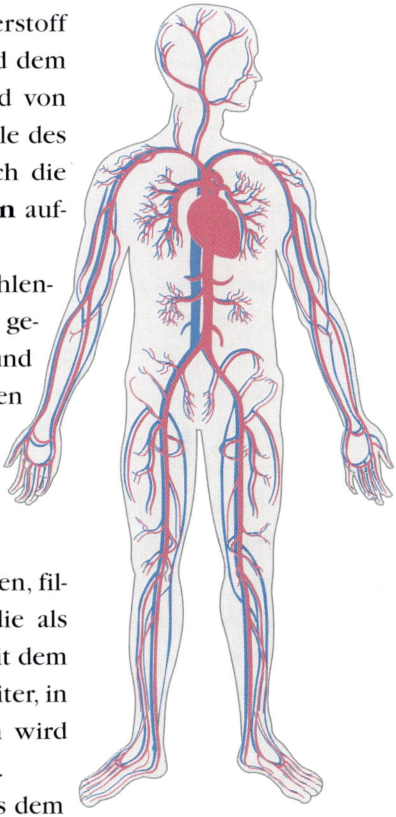

Blutgefäßsystem und Blutkreislauf des Menschen (rote Gefäße = Arterien, blaue Gefäße = Venen)

Arteriosklerose und ihre Risikofaktoren

Arteriosklerose

Arteriosklerose ist ein allgemeiner Ausdruck für die Verengung und die Verhärtung einer Arterie. Man spricht hier auch von Arterienverkalkung.

Diese Risikofaktoren können Sie beeinflussen:

- **Fettstoffwechselstörungen (erhöhte Blutfettwerte für Cholesterin und/oder Triglyceride)**
- **Zigarettenrauchen**
- **Bluthochdruck**
- **Diabetes mellitus (Zuckerkrankheit)**
- **Gicht (erhöhte Harnsäurespiegel)**
- **Übergewicht (Adipositas)**
- **Bewegungsmangel**
- **Stress und psychische Belastungsfaktoren**
- **Verhütungsmittel („Pille") in Zusammenhang mit obigen Risikofaktoren, vor allem mit Zigarettenrauchen**

Eine leichte Arteriosklerose kann unmerklich für einen Menschen ab seinem mittleren Lebensalter (beim Mann ab ca. 30 Jahren, bei der Frau ab ca. 45–50 Jahren) als eine normale Gefäßveränderung ohne Krankheitswert entstehen. Die Arterien werden etwas enger und verlieren an Elastizität. Bleibt es bei einer leichten, altersnormalen Arteriosklerose, so kann der Mensch davon unbeschadet ein hohes Lebensalter erreichen.

Gefährlich wird es, wenn die Arteriosklerose ein beschleunigtes Fortschreiten aufweist. Dabei spielen Ablagerungen in den Arterien eine Rolle; es handelt sich hier um Stoffe, die sich aus dem Blut an schadhaften Stellen der Gefäßinnenwand absetzen: Fettbestandteile, Cholesterin, Kalzium und Fibrin (Gerinnungsstoffe im Blut) sind einige davon. Diese Ablagerungen an der Gefäßinnenschicht führen dort zu Gefäßwandauflagerungen, die auch Plaques genannt werden. Dadurch kommt es weiterhin zu einer Abnahme des Gefäßquerschnittes an dieser Stelle; der Blutdurchfluss und damit auch die lebenswichtige Versorgung der Organe im Bereich dieses verengten Gefäßabschnittes mit Nährstoffen und Sauerstoff ist dann erheblich beeinträchtigt. An diesen arteriosklerotischen Gefäßablagerungen bilden sich leicht Blutgerinnsel (**Thromben**), die das Gefäß an dieser Stelle verschließen können. Somit werden Organbereiche von der lebenswichtigen Blutzufuhr und Sauerstoffversorgung schlagartig abgeschnitten; eine Mangeldurchblutung (Ischämie) kann die Folge sein. Geschieht dies in einem Herzkranzgefäß, so kann hieraus ein Herzinfarkt hervorgehen; spielt sich das Geschehen in einem das Gehirn versorgenden Gefäß ab, so resultiert daraus ein Schlaganfall (Apoplexie).

Die Blutgerinnsel, die sich an den arteriosklerotischen Ablagerungen leicht bilden können, werden aber auch dann gefährlich, wenn mit dem Blutstrom Teile des Blutgerinnsels fortgespült werden und sie an anderer Stelle (meist kleinere) Arterien verstopfen. Ein derartig weggeschwemmtes Blutgerinnsel, das an anderer Stelle eine Arterie blockiert, wird als Embolus bezeichnet; der ganze Vorgang heißt **Embolie**.

Die Arteriosklerose entwickelt sich in der Regel langsam über Jahre und Jahrzehnte. Sie kann an einzelnen Gefäßabschnitten schneller als an anderen fortschreiten. Klinisch erkennbare Zeichen der Arteriosklerose treten meist erst dann auf, wenn Arterien zu mehr als 70 % verschlossen sind. Dann kann z. B. unter Ruhebedingungen noch ausreichend Blut durch die verengten Gefäßabschnitte fließen; tritt aber eine Belastungssituation auf, dann werden die Organe vermehrt beansprucht. Das heißt, sie brauchen jetzt mehr sauerstoffreiches Blut, das ihnen jedoch durch die verengten Gefäße nicht mehr in ausreichendem Maße zur Verfügung gestellt werden kann.

Durch den Sauerstoffmangel sterben Gewebezellen ab, wodurch es am Herzen zu einem Infarkt kommen kann. Am Gehirn erleidet der Betreffende einen Schlaganfall und am Bein kommt es zu einer arteriellen Verschlusskrankheit. Das Risiko einer beschleunigten Arteriosklerose steigt extrem an, wenn mehrere Risikofaktoren gleichzeitig vorliegen.

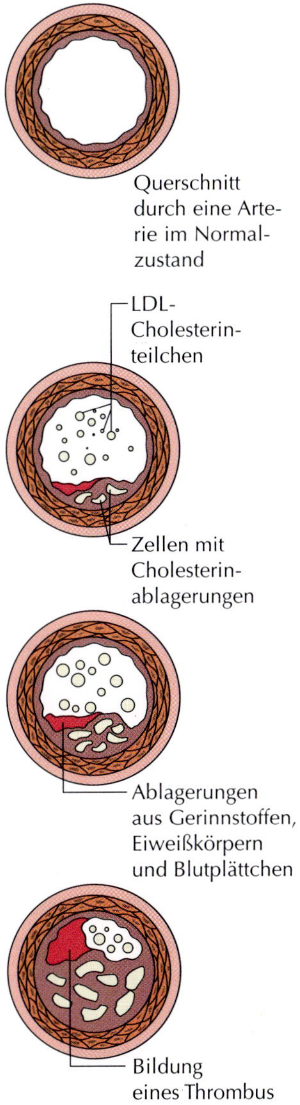

So bildet sich in einer Arterie ein Thrombus.

Bluthochdruck

Blutdruck

Der Bluthochdruck ist die Zivilisationskrankheit Nr. 1 in Deutschland. Fast jeder 5. Deutsche im Alter von über 40 Jahren leidet an hohem Blutdruck. Aber auch bei den Menschen unter 40 Jahren gibt es sehr viele, die einen erhöhten Blutdruck aufweisen.

Der Blutdruck ändert sich bei jedem Menschen im Laufe des Tages und ist abhängig von zahlreichen Faktoren: Bei körperlicher und seelischer Ruhe sinkt er im Allgemeinen und steigt bei körperlicher Anstrengung oder Aufregung an. Als Bluthochdruck oder **Hypertonie** wird jede die Norm überschreitende dauerhafte Steigerung des Blutdrucks bezeichnet.

Warum ist der Bluthochdruck im Verlauf von Jahren und Jahrzehnten so gefährlich für den Betroffenen? Je höher der Druck in den Arterien ist, desto schwerer wird es für das Herz, gegen diesen erhöhten Widerstand anzupumpen. Das Herz muss also immer schwerere Arbeit leisten, so dass im Laufe der Jahre seine Kraft erlahmt und es dadurch zur Herzschwäche (Herzinsuffizienz) bis zum Herzversagen kommen kann. Nicht minder gefährlich als die Überlastung des Herzens durch einen zu hohen Blutdruck ist die durch die erhöhte Druckbelastung hervorgerufene Verhärtung und Verengung aller arteriellen Gefäße, wobei ganz besonders die Hirn-, Herzkranz- und Nierengefäße in Mitleidenschaft gezogen sind.

Liegt erst einmal ein Bluthochdruck vor, so kommt oftmals eine verhängnisvolle Spirale in Gang: Durch die Verengung und Versteifung der Gefäße nimmt nach

In der Bundesrepublik Deutschland gibt es ca. 6 Millionen Hypertoniker. Etwa die Hälfte dieser Menschen weiß nichts von ihren erhöhten Blutdruckwerten, zumal sie keinerlei subjektive Beschwerden oder Missempfindungen verspüren bzw. der Bluthochdruck ja auch nicht „wehtut“.

und nach die Organdurchblutung und mit ihr die allgemeine Funktionsfähigkeit ab. Um dennoch die Organdurchblutung einigermaßen aufrechtzuerhalten, muss der Blutdruck durch vermehrte Herzarbeit weiter ansteigen. Die Folge ist, dass ein hoher Blutdruck langsam, aber stetig zu einer weiteren Zunahme der Verhärtung und Verengung der Blutgefäße führt und diese wiederum mit einer weiteren Blutdruckerhöhung einhergeht. Diesen „Teufelskreis" gilt es so früh wie möglich zu durchbrechen.

Primäre oder essentielle Hypertonie

Bei den meisten Menschen, die an hohem Blutdruck leiden, lässt sich keine Ursache dafür finden. Der Arzt bezeichnet diese Form von Bluthochdruck als primäre oder essentielle Hypertonie. Der Hochdruck ist hier die Grundkrankheit, und die Schäden, die er verursacht, sind Folgeerscheinungen. Meist entsteht diese Form des Bluthochdrucks aufgrund einer angeborenen Schwäche. Umweltbedingte und verhaltensabhängige Einflüsse machen dann aus dieser Veranlagung eine Krankheit. Wenn es in Ihrer Familie eine Reihe von Verwandten mit erhöhten Blutdruckwerten gibt, müssen Sie annehmen, dass Sie Erbanlagen haben, die besonders leicht zu Bluthochdruck führen. Allerdings muss die familiäre Veranlagung zum Bluthochdruck nicht notwendigerweise zu einer Hochdruckkrankheit und ihren Folgeschäden führen; es müssen nämlich immer noch auslösende Bedingungen hinzukommen. Solche auslösende Bedingungen können eine falsche Ernährungsweise mit übermäßiger Kalorienzufuhr oder zu hoher Kochsalzaufnahme sein. Ein anderer Faktor können psychische Belastungen, Unrast und Hetze sein. Wie es dabei im Einzelnen zur Hochdruckkrankheit kommt, wissen wir heute noch nicht genau.

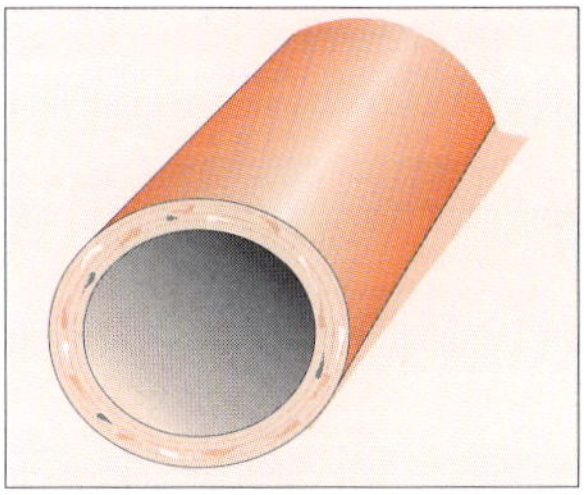

Normale Arterie

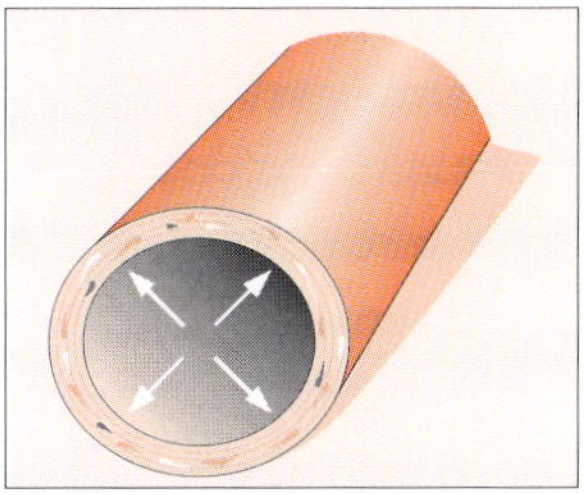

Bei weitgestelltem Gefäß ist der Blutdruck niedrig.

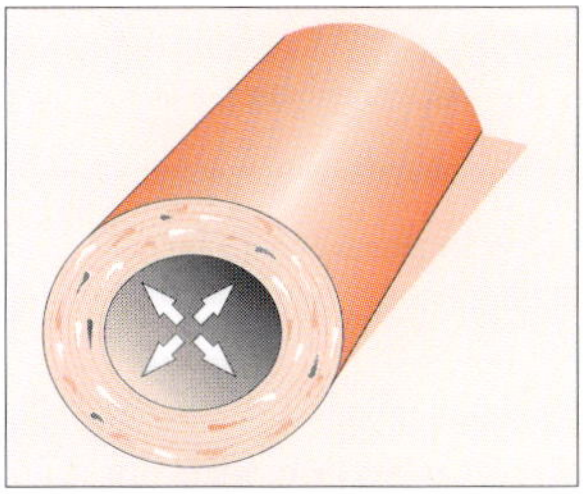

Bei enggestelltem Gefäß ist der Blutdruck erhöht.

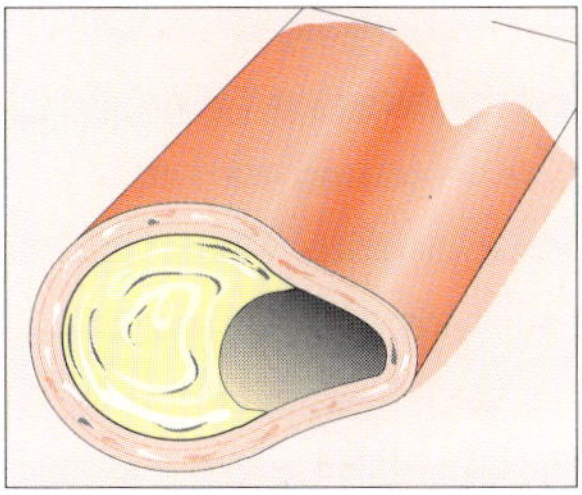

Arteriosklerotisch verengte Arterie

Fettstoffwechsel-störungen

Fettstoff-wechsel

Fette und fettartige Substanzen in unserer Nahrung und in unserem Körper sind chemisch sehr verschieden; sie werden jedoch alle unter dem Begriff Lipide zusammengefasst. Aus dieser Substanzgruppe spielen vor allem zwei Stoffe eine bedeutende Rolle: Cholesterin und Triglyceride.

Das **Cholesterin** kommt überwiegend in tierischen Lebensmitteln, hier besonders in Innereien, vor; es ist am Aufbau der Zellwand, an der Bildung bestimmter Hormone, an der Regulierung des Stoffwechsels und an der Fettverdauung beteiligt.

Der Körper nimmt einen Teil des benötigten Cholesterins aus der Nahrung auf, einen zweiten Teil stellt der Körper selbst her; Letzteres ist auch der Grund, warum eine verminderte Cholesterinaufnahme mit der Nahrung nicht immer zu einer deutlichen Cholesterinsenkung im Blut führt.

Wie alle Lipide ist Cholesterin im Blut nicht löslich und muss deshalb mit speziellen Transportsubstanzen, den Lipoproteinen, gekoppelt werden. Diese Eiweiße liegen in verschiedenen Größen und unterschiedlicher Dichte vor. Man unterscheidet hauptsächlich zwischen **HDL-** und **LDL-Cholesterin**.

Das Risiko des Auftretens einer Arteriosklerose ist umso geringer, je höher im Blut der Spiegel für das HDL-Cholesterin und je niedriger der Spiegel für das LDL-Cholesterin ist.

HDL-Cholesterin wird als „gutes" Cholesterin bezeichnet. Seine Aufgabe besteht darin, überschüssiges Cholesterin aus den Zellen aufzunehmen und zur Leber zu transportieren, wo es abgebaut wird. Je mehr davon vorhanden ist, desto mehr Cholesterin-Überschuss kann dem Blut entzogen werden.

Es ist bekannt, dass auch bei gesunden Menschen über 60 Jahre die Cholesterinwerte höher liegen als bei den jüngeren. Groß angelegte wissenschaftliche Untersuchungen haben gezeigt, dass es auch bei älteren Menschen sinnvoll ist, günstige (d. h. niedrige) Cholesterinwerte anzustreben, da auch im Alter das Risiko arteriosklerotischer Erkrankungen in Abhängigkeit von der Höhe des Cholesterinspiegels ansteigt.

Ergebnisse neuerer Untersuchungen an **Kindern** und **Jugendlichen** zeigten: Ein Drittel der 6- bis 10-jährigen Kinder zeigten bereits Cholesterinspiegel über 200 mg%; dies bedeutet, dass hier oft durch falsche Ernährung der Kinder bereits ein hohes Risikopotential für arteriosklerotische Gefäßerkrankungen im Erwachsenenalter angelegt wird.

Triglyceride werden auch Neutralfette genannt. Sie sind in tierischen und pflanzlichen Nahrungsmitteln, wie zum Beispiel in Wurst, Käse, Milch, Ölen und Nüssen enthalten. Überschüssige Energie, zum Beispiel aus Zucker und Alkohol, wird im Körper in Neutralfette umgewandelt und als Depotfett gespeichert. Deutlich erhöhte Triglycerid-Werte im Blut können ebenfalls die Arteriosklerose verstärken.

LDL-Cholesterin wird als „schlechtes Cholesterin" bezeichnet, da sich überschüssiges LDL-Cholesterin in der Arterienwand ablagern kann und somit zur Entstehung der Arteriosklerose beiträgt bzw. diese beschleunigt.

Risiken mindern

Das Cholesterin ist nicht der einzige Risikofaktor für Herz-Kreislauf-Krankheiten, vielmehr spielt es eine große Rolle in einem komplexen Risikofaktorenmodell. Dennoch haben Untersuchungen gezeigt, dass bei Cholesterinsenkung die Arteriosklerose langsamer fortschreitet bzw. zum Stillstand kommt, dass sich manchmal sogar arteriosklerotische Gefäßveränderungen zurückbilden können. Es lohnt sich daher, durch Ernährungsumstellungen hier eine ungünstige Spirale zu unterbrechen.

Risikofaktor Rauchen und Diabetes mellitus

Risiko-faktoren

Zigarettenrauchen ist für das menschliche Gefäßsystem heute einer der gefährlichsten Risikofaktoren überhaupt.

Das Zigarettenrauchen ist zurzeit in unserer Gesellschaft der „Killer Nr. 1". Die Giftstoffe der Zigarette, insbesondere das Nikotin und die Teerstoffe, schädigen bei den Gefäßen die Innenwand und führen dadurch zu der bereits beschriebenen beschleunigten Arteriosklerose; diese schreitet umso schneller voran, je mehr gleichzeitig weitere Risikofaktoren bestehen.

Neben den Gefäßinnenwandschäden als Folge des Rauchens und der daraus resultierenden beschleunigten Arteriosklerose führt auf lange Sicht das Rauchen auch zu Störungen in unserem Gerinnungssystem, insbesondere zu einer Verklumpungsneigung der Blutplättchen. Hierdurch können besonders bereits durch Arteriosklerose verengte Gefäßabschnitte infolge eben dieser Gerinnungsstörung innerhalb kürzester Zeit durch ein Gerinnsel verschlossen werden; handelt es sich um ein Koronargefäß, so entsteht ein Herzinfarkt; handelt es sich um ein Gefäß im Gehirn, entwickelt sich hieraus ein Schlaganfall mit unter Umständen bedrohlichen Lähmungen oder Gehirnausfällen; handelt es sich um Gefäße des Beckens und der Beine, so kann sich hieraus eine akute Durchblutungsstörung mit Gefahr der Beinamputation entwickeln.

Ein berühmter kanadischer Kardiologe und Gefäßspezialist hat ausgerechnet, dass durch das aktive Zigarettenrauchen sich in diesem Jahrhundert mehr Menschen umgebracht haben bzw. verstorben sind als die Anzahl der direkt oder indirekt verstorbenen an allen kriegerischen Auseinandersetzungen einschließlich Stammesfehden (besonders in Afrika).

Diabetes mellitus als Risikofaktor

Die Zuckerkrankheit stellt ebenfalls eine Stoffwechselstörung dar. So tritt beispielsweise Arteriosklerose bei Diabetikern häufiger auf als in der übrigen Bevölkerung, vor allem, wenn der Blutzuckerspiegel nicht gut eingestellt ist, wenn also die Werte nüchtern über 140 und im Verlauf des Tages über 200 mg% liegen.

Beim Diabetes mellitus gibt es eine angeborene Form, die als **Typ I** bezeichnet wird, und eine (meist durch falsches Ernährungsverhalten und durch Übergewicht begünstigte) erworbene Form, die **Typ II** genannt wird. Beide Formen der Erkrankung sind gleichermaßen Wegbereiter für die Arteriosklerose.

Im nüchternen Zustand liegt der normale Blutzuckerspiegel zwischen 70 und 110 mg%; er steigt aber beträchtlich an, wenn zuckerhaltige Speisen gegessen werden. Damit die Körperzellen den Zucker überhaupt aufnehmen können, benötigen sie Insulin, ein Hormon, das in der Bauchspeicheldrüse (Pankreas) gebildet wird. Jede Zelle braucht Glukose für ihren eigenen Energiestoffwechsel. Normalerweise wird immer dann, wenn das Blut viel Glukose enthält, Insulin von der Bauchspeicheldrüse abgegeben, welches dann die Zellen für die Zuckerteilchen gleichsam aufschließt. Haben die Körperzellen Glukose aufgenommen, sinkt der Blutzuckerspiegel wieder entsprechend.

Bei Diabetikern, bei denen dieser Stoffwechselmechanismus gestört ist, kann dagegen der Blutzuckerspiegel auf Werte deutlich über 200 mg% ansteigen. Dann bleiben die Glukoseteilchen im Blut; teilweise werden sie über die Nieren ausgefiltert, so dass der Urin zuckerhaltig ist und süßlich riecht.

Der Zucker im Urin kann mit Teststäbchen nachgewiesen werden und stellt somit ein Hinweiszeichen für eine Blutzuckerkrankheit dar.

Mehr als bei anderen Risikofaktoren besteht beim Diabetes die Gefahr, dass er nicht nur in den größeren Arterien arteriosklerotische Gefäßwandveränderungen auslöst, sondern dass die kleinsten Arterien bzw. die Kapillaren in Mitleidenschaft gezogen werden können (insbesondere der Nieren und der Augennetzhaut).

Bei Verdacht auf diabetische Erkrankung sind rechtzeitige und regelmäßige diagnostische Untersuchungen (insbesondere Labortests) sehr wichtig. Hierdurch kann der Diabetesverlauf genau verfolgt, und die therapeutischen Maßnahmen (Diät, Medikamente, Insulingaben) können gesteuert und kontrolliert werden.

Alter und Geschlecht

Alter und Geschlecht

Zwei weitere Risikofaktoren für die Arteriosklerose lassen sich nicht direkt beeinflussen; es handelt sich um das Alter und um das Geschlecht.

Alter und Geschlecht führen bei über 50% aller Menschen zu einer Arteriosklerose der Gefäße, die letztlich das Leben beendet.

Die Arteriosklerose schreitet aber bei gesunden Menschen oft so langsam vorwärts, dass diese Menschen deutlich über 100 Jahre alt werden können, sofern sie nicht wegen anderer Organkrankheiten früher versterben.

Der andere nicht beeinflussbare Risikofaktor ist das Geschlecht. Hier haben bezüglich der Arteriosklerose Männer gegenüber den Frauen einen biologischen Nachteil. In Deutschland werden die Frauen durchschnittlich 78–79 Jahre alt, die Männer dagegen nur 72 Jahre. Die Hauptursache für das im Durchschnitt ca. 6–7 Jahre längere Leben der Frau ist die geringere Ausprägung der Arteriosklerose ihrer Gefäße.

Wir wissen heute sehr genau, dass die Frau bezüglich der Ausbildung einer Arteriosklerose einen besonderen **Schutzfaktor** besitzt, nämlich die weiblichen Geschlechtshormone, besonders die **Östrogene**. War bislang nur von Risikofaktoren die Rede, so gibt es auf der anderen Seite auch einen Schutzfaktor gegen Arteriosklerose, dieser ist jedoch nur den Frauen vorbehalten.

Dank der weiblichen Sexualhormone haben also die Frauen bis zu den Wechseljahren gegenüber den Männern einen besonderen Schutz vor Arteriosklerose.

Wenn die Frauen im Klimakterium den Schutzfaktor ihrer Sexualhormone (Östrogene) langsam verlieren, so kann ihnen heute auf einfache Weise dieser Schutzfaktor weitgehend durch eine Hormonsubstitutionstherapie erhalten werden.
Für Männer gibt es bis heute bedauerlicherweise keinen vergleichbaren Schutzfaktor.

Bewegungsmangel, Übergewicht, Stress

Ungesunde Lebensweise

Eine Reihe ausgezeichneter wissenschaftlicher Untersuchungen haben gezeigt, dass Ausdauertraining in der Freizeit Schutz vor Arteriosklerose bietet. Anders ausgedrückt: Bewegungsmangel stellt einen Risikofaktor für die Gefäßwandarteriosklerose dar.

Besonders die Ausdauer-Bewegungsformen schützen vor Arteriosklerose. Diese Schutzwirkung gilt unabhängig vom Bestehen anderer Risikofaktoren. Ein Zigarettenraucher, der Ausdauersportarten betreibt, ist bezüglich einer arteriosklerotischen Gefäßerkrankung weniger gefährdet als ein Zigarettenraucher, der keinen Sport betreibt. Auf der anderen Seite konnte in skandinavischen und nordamerikanischen Studien gezeigt werden, dass Menschen, die regelmäßig Ausdauersportarten betreiben (mindestens 3-mal pro Woche für 45–60 Minuten, besser tgl. ca. 30 Minuten) auch einen gesünderen Lebensstil aufweisen: Ausdauersportler rauchen weniger, essen vernünftiger, haben weniger Übergewicht. Werden die wissenschaftlichen Untersuchungen, die den Zusammenhang zwischen Ausdauerbewegungsformen und Lebensdauer untersucht haben, zusammengelegt, dann zeigt es sich, dass Ausdauertraining zu einer geringeren Arteriosklerose führt und die Lebenserwartung zunimmt. Damit stellt das Ausdauertraining neben dem weiblichen Geschlechtshormonen (Östrogen) einen zweiten Schutzfaktor für Herz- und Gefäßerkrankungen dar.

Wissenschaftliche Untersuchungen haben ergeben, dass übergewichtige Menschen auch zu einer vermehrten Arteriosklerose neigen. Häufig allerdings führt das **Übergewicht** alleine nicht zu dieser ungünstigen Gefäßwandentwicklung, vielmehr führt das Übergewicht zu Bluthochdruck oder zur ungünstigeren Entwicklung der Blutzuckerkrankheit, so dass es über diese Risikofaktoren zu einer vermehrten Arteriosklerose kommt.

Neuere Untersuchungen haben weiter gezeigt, dass in Deutschland 40 % aller Menschen übergewichtig sind; in den Jahren unmittelbar nach Ende des Zweiten Weltkrieges war Übergewicht in Deutschland weitgehend unbekannt, arteriosklerotische Gefäßerkrankungen waren damals ebenfalls sehr selten. Das Übergewicht gehört zu den Wohlstandskrankheiten, in deren Gefolge vermehrt arteriosklerotische Gefäßveränderungen und andere schwere Erkrankungen sich entwickeln.

Liegt das Gewicht 30 % oder mehr oberhalb des Normgewichtes (gemäß **Broca-Index**), so verkürzt sich die Lebenserwartung besonders bei Vorliegen weiterer Risikofaktoren um etwa die Hälfte; ein Gewicht von 20 % über dem Normalgewicht bedingt meist eine statistische Verkürzung der Lebenserwartung um ein Viertel.

Broca-Formel

Für Frauen
Körpergröße in cm
Minus 100 minus 10 Prozent
= Normalgewicht in kg

Für Männer
Körpergröße in cm Minus 100
= Normalgewicht in kg

Was bedeutet eigentlich Stress?

Das Wort Stress ist heute in aller Munde. Der Begriff wird allerdings häufig missbräuchlich verwendet. Stress kommt aus der englischen Sprache und bedeutet Beanspruchung. Es ist die psychische und physische Antwort des Organismus auf länger andauernde Reize. Diese Antwort des Organismus kann in einer positiven emotionalen Reaktion bestehen (man spricht auch von Eustress); sie kann sich aber auch in einer negativen emotionalen Reaktion äußern (in diesem Fall spricht man von Disstress). Nur dieser negative Stress, besonders wenn er chronisch ist, d. h. über längere Zeiträume besteht, ruft bei einer Reihe von Menschen gesundheitlich nachteilige Auswirkungen hervor (zum Beispiel Arteriosklerose, wobei jedoch häufig der Risikofaktor Bluthochdruck dazwischengeschaltet ist). Positiver Stress hat keine langfristigen negativen gesundheitlichen Auswirkungen. Stress in jeder Form (ganz gleich ob positiver oder negativer Stress) kann jedoch zu vorübergehenden Blutdruckerhöhungen führen.

Jeder Mensch reagiert mit seiner Blutdruckregulation auf Stress unterschiedlich, abhängig von genetischen Einflussfaktoren und Umweltbedingungen. Es gibt bestimmte Typen von Menschen, die hinsichtlich der Blutdruckkrankheit und anderer Folgeerkrankungen besonders krank machende „Verhaltensmuster" aufweisen. Solche Menschen sind, vereinfacht umschrieben, dadurch gekennzeichnet, dass sie eine ständige Hektik verbreiten, sich selbst immer gehetzt fühlen, im ständigen Wettstreit mit sich und der Umwelt verwickelt sind und meist eine unterschwellige Aggressivität an den Tag legen. Oftmals sind sie getrieben von dem Zwang, besondere Leistungen zu vollbringen und sich damit einem erhöhten Stress im Sinne der Überbeanspruchung und Überforderung auszusetzen.

Auch bei vermehrtem negativem Stress gibt es heute Therapien mit Verhaltensänderungen, die dazu führen, den negativen Stress und seine ungünstigen Auswirkungen auf das Gefäßsystem abzuschwächen (z. B. Entspannungsübungen wie autogenes Training).

Koronare Herzkrankheit, Angina pectoris und Herzinfarkt

Das Herz

Die Herzkranzarterien versorgen den Herzmuskel mit Blut beziehungsweise mit Sauerstoff sowohl in Ruhe als auch bei körperlichen Belastungen einschließlich Hochleistungssport. Werden die Koronargefäße durch arteriosklerotische Ablagerungen eingeengt, kann es zunächst bei sehr hohen körperlichen Belastungen, später aber auch schon bei leichter körperlicher Betätigung und in einem noch späteren Stadium dann auch in Ruhe zu Durchblutungsstörungen des Herzens kommen.

In diesen Fällen erhält der Herzmuskel nicht genügend sauerstoffreiches Blut; er reagiert mit Schmerzen (Angina pectoris) und kann nicht mehr richtig arbeiten. Bei verminderter Durchblutung ist es dem Herzmuskel nicht mehr möglich, sich entsprechend zusammenzuziehen. Als Folge wird dadurch nicht mehr genügend Blut in den Körper und in die Lungen gepumpt, so dass es auch dort in einem fortgeschrittenen Stadium zu einer Mangeldurchblutung kommt.

Die Ablagerungen an den Innenwänden der Koronararterien entstehen überwiegend durch Arteriosklerose, von der schon mehrfach die Rede war. Alle bereits genannten Risikofaktoren können zu einer Verstärkung der Arteriosklerose in den Koronararterien führen.

Die Angina-pectoris-Schmerzen können von Mensch zu Mensch sehr unterschiedlich empfunden bzw. wahrgenommen werden.

Zunächst vermag das menschliche Herz eine Koronargefäßeinengung leichteren Grades gut zu tolerieren, d. h., eine solche macht sich für den Betroffenen nicht bemerkbar. Erst wenn die Gefäßverkalkung über 70 % des Gefäßlumens ausmacht, treten Beschwerden beziehungsweise Schmerzen (Brustenge) auf, die als **Angina pectoris** bezeichnet werden. Häufig findet sich in Ruhe eine ausreichende Blutversorgung der Koronarien; bei körperlichen Anstrengungen mit erhöhtem Sauerstoff- und Nährstoffbedarf kann jedoch wegen der fehlenden Zunahme der Blutdurchströmung infolge einer oder mehrerer höhergradiger Engstellen in den Koronargefäßen eine Angina pectoris auftreten.

Diese Angina pectoris tritt typischerweise meist unter oder unmittelbar nach körperlicher Belastung für einige Minuten auf. Nicht bei jedem stellt sich eine Angina pectoris hinsichtlich ihres Beschwerdebildes typisch dar; statt Engegefühle in der Brust mit häufigem Ausstrahlen in den linken Arm oder in den Hals- und Kieferbereich kann die Angina pectoris auch als ein Brennen hinter dem Brustbein empfunden werden; bei manchen Menschen kann sie sich hinter belastungsabhängigen Bauchschmerzen und Übelkeit verbergen.

Wird ein arteriosklerotisch verändertes Koronargefäß durch ein Blutgerinnsel komplett verschlossen, so tritt ein Herzinfarkt ein. Dabei kommt es zu einem mehr oder weniger vollständigen akuten Durchblutungsstopp in dem betroffenen Koronargefäß. Die Herzmuskelareale werden nicht mehr mit Sauerstoff und Nährstoffen versorgt; es kommt zu einem Funktionsverlust dieser Bezirke und zu ihrem Absterben (Infarkt).

Etwa 30 bis 50 Prozent aller Herzinfarkte führen zum Tod. Es kommt dabei zu einer akuten Herzmuskelschwäche oder bedrohlichen Herzrhythmusstörungen, die Ursache für die hohe Zahl der frühen Todesfälle sind.

In der Regel manifestiert sich ein Herzinfarkt mit typischen Symptomen wie lang anhaltenden starken Brustschmerzen, die mit Vernichtungsgefühl bis hin zur Todesangst einhergehen. In seltenen Fällen kann ein Herzinfarkt aber auch ohne Beschwerden (d. h. „stumm") ablaufen.

Durchblutungs-störungen im Kopfbereich

Das Gehirn

Die Durchblutungsstörungen des Gehirns stellen neben den Herzkrankheiten und Krebserkrankungen den dritthäufigsten Krankheitskomplex in unserer Gesellschaft dar.

Gerade auch bei den Durchblutungsstörungen des Kopfes liegt die große Chance in der Vorbeugung; eine Heilung ist in der Regel nicht möglich, allerdings gibt es häufig Möglichkeiten mit den Ausfällen oder Behinderungen infolge cerebraler Durchblutungsstörungen zu leben beziehungsweise leben zu lernen.

Die Nervenzellen des Gehirns weisen einen sehr hohen Energiebedarf auf. Um normal funktionieren zu können, benötigt das Gehirn eine stetige Versorgung mit Sauerstoff und Energie; beides wird mit dem Blut herantransportiert. Wenn die Blutzufuhr zu bestimmten Gehirnabschnitten eingeschränkt oder unterbrochen wird, werden die betroffenen Nervenzellen nicht mehr ausreichend mit Sauerstoff und Energie versorgt; ein Absterben dieser Zellen ist dann die große Gefahr, da damit auch entsprechende Nervenfunktionen (die für unser tägliches Leben von größter Wichtigkeit sind) verloren gehen.

Die Auswirkungen von Durchblutungserkrankungen des Kopfes sind noch gravierender als Durchblutungsstörungen in anderen Organen bzw. Körperpartien.

Die Hirndurchblutung erfolgt über ein kompliziertes Gefäßnetz; besonders wichtig sind jedoch die hirnversorgenden Arterien außerhalb des Kopfes (also im Halsbereich). Durch diese Gefäße muss zunächst das Blut fließen, um in den Gehirnkreislauf einzutreten. Arteriosklerotische Gefäßveränderungen entwickeln sich sehr häufig in den Halsschlagadern und dort besonders an Gabelungen oder Aufteilungsstellen dieser Gefäße. Die Gefäßinnenwände sind hier einem erhöhten Strömungsdruck des Blutes ausgesetzt, hinzu kommen Turbulenzen (Verwirbelungen) des Blutstromes, die zu einer größeren Belastung dieser Gefäßabschnitte mit der Gefahr von Einrissen und Defekten an der glatten Gefäßinnenwand führen.

Wie bei der koronaren Herzkrankheit so ist auch bei Durchblutungsstörungen des Kopfes der Beginn der Krankheit oft nicht erkennbar. Erst bei höhergradigen Einengungen (Stenosen) können erste Symptome beziehungsweise Beschwerden auftreten. Hinzu kommt bei der Blutversorgung des Kopfes, dass hier mehr als in anderen Organen Nebenkreisläufe bestehen, d. h., wenn ein Gefäß deutlich eingeengt oder sogar verschlossen ist, dann gibt es Umgehungsgefäßwege, welche dennoch eine ausreichende Durchblutung sicherstellen. Auf diese Weise können auch höchstgradige Stenosen (von mehr als 90 %) ohne jede Auswirkung bleiben.

Bei den Durchblutungsstörungen des Kopfes spielt die Arteriosklerose ebenfalls wie bei Durchblutungsstörungen anderer Organsysteme die häufigste Rolle.

Arteriosklerotische Veränderungen bewirken in den zum Kopf führenden Arterien des Halses durch eine unregelmäßige, an der Oberfläche aufgebrochene oder aufgeraute Verkalkung eine Reizung der Blutplättchen, so dass sich an dieser Stelle eine Thrombose beziehungsweise ein **Thrombus** bilden kann. Dadurch kann es zu Einengungen oder Verschlüssen kommen, die eine Durchblutungsstörung des Gehirns bewirken. Ein anderer Mechanismus für Durchblutungsstörungen des Gehirns besteht darin, dass sich aus dem Gerinnsel in der Halsschlagader ein Gerinnselteilchen herauslöst, mit dem Blut weitertransportiert wird und eine kleine Gehirnarterie verschließt. Man spricht dann von einem **Embolus**.

Häufig kommt ein solcher Embolus aus dem Herzen und kann dann ebenfalls eine Gehirnarterie verschließen.

Periphere arterielle Verschlusskrankheit

Gefäßverengung

Bei der arteriellen Durchblutungsstörung der Beine handelt es sich um eine Verengung oder auch den Verschluss einer oder mehrerer Arterien im Becken-Bein-Bereich. Dies führt dazu, dass der Blutfluss und damit die Zufuhr frischen Sauerstoffs zur Beinmuskulatur eingeschränkt ist. Die Ursache einer derartigen Gefäßverengung ist in den meisten Fällen die Arteriosklerose.

Im Volksmund spricht man bei der arteriellen Durchblutungsstörung der Beine auch vom „Raucherbein" oder „Schaufensterkrankheit", weil die Gehstrecke, die schmerzfrei bewältigt werden kann, verkürzt ist.

Die periphere arterielle Verschlusskrankheit (pAVK) ist eine weit verbreitete Erkrankung, die häufig in ihrer Gefährlichkeit und ihren Therapiechancen unterschätzt wird. Es handelt sich hierbei um die Erkrankung mit der höchsten Zuwachsrate. Die Arteriosklerose ist eine Systemerkrankung; dies bedeutet, dass die pAVK häufig mit anderen Herz-Kreislauf-Erkrankungen vergesellschaftet ist. Bei der pAVK ist das Rauchen der bedeutsamste Risikofaktor. Besonders ungünstig wirkt sich aus, wenn neben dem Zigarettenrauchen weitere Risikofaktoren wie erhöhte Cholesterinwerte im Blut, Zuckerkrankheit und Bluthochdruck vorliegen.

Eine Claudicatio intermittens, ein zeitweiliges Hinken, tritt in der Regel erst auf, wenn die Arterien über 70 % verengt sind. Vorher bestehen meist keine Beschwerden (Stadium I). Manche pAVK-Patienten haben als erstes Hinweiszeichen gelegentlich kalte Füße oder auch taube Zehen.

Patienten mit einer pAVK haben im Durchschnitt eine um etwa 10 Jahre verkürzte Lebenserwartung.

Viele Menschen bemerken ihre Durchblutungsstörungen bei der peripheren arteriellen Verschlusskrankheit durch Schmerzen in den Beinen, die sich verschlimmern, wenn sie gehen. Die Schmerzen nehmen im Laufe der Zeit so stark zu, dass sie oft nur noch wenige Meter am Stück gehen können; wenn sie pausieren, nehmen die Schmerzen wieder ab. Diese Beschwerdesymptomatik entspricht dem Stadium II.

Wenn die Krankheit weiter fortschreitet, treten neben den Bewegungsschmerzen auch Ruheschmerzen, zum Beispiel nachts, hinzu. Die Ruheschmerzen bessern sich, wenn das Bein aus dem Bett hängt, wenn Sie aufstehen oder einige Schritte gehen (Stadium III).

Im letzten Krankheitsstadium (Stadium IV) ist die Durchblutungsstörung so weit fortgeschritten, dass Teile des Fußes deutliche Gewebsschädigungen aufweisen; der Fuß stirbt ab, meist zuerst an den Zehen und an der Ferse. Man spricht dann vom Brand (Gangrän). Es gibt den „feuchten" und den „trockenen" Brand.

Beim feuchten Brand entsteht die Feuchtigkeit durch eine Infektion von Bakterien und Pilzen, wobei diese meist zusammen auftreten (Mischinfektion). Der feuchte Brand sieht meist eitrig-schmierig grün-gelblich aus; eine Amputation ist wegen der Vergiftungsgefahr des Körpers meist nicht mehr zu umgehen. Beim trockenen Brand handelt es sich um eine Stelle von schwarzer, scharfer Begrenzung, zum Beispiel eine Zehe; eine solche befallene Zehe kann schließlich wie ein Stück Kohle abfallen, ohne eine offene Stelle zu hinterlassen.

Ein weiteres Problem einer schweren peripheren arteriellen Durchblutungsstörung sind Pilzerkrankungen, die in den Zehenzwischenräumen ihren Ursprung nehmen; sie können der erste Hinweis auf die Erkrankung einer Beinarterie sein. Häufig ist auch das Nagelbett schlecht durchblutet, so dass das Wachstum des Nagels gestört ist.

Die Einteilung der klinischen Schweregrade einer arteriellen Verschlusskrankheit (nach Fontaine):

STADIUM I:
Beschwerdefreiheit, Kältegefühl, Empfindungsstörungen

STADIUM II:
Claudicatio intermittens, d. h. intervallartiges Hinken durch die Belastung beim Gehen

STADIUM III:
Ruheschmerzen bei Horizontallage

STADIUM IV:
Sichtbare Gewebsstörungen (Geschwüre, Brand)

In seltenen Fällen kann die pAVK auch durch Verschleppen eines Thrombus eine Beinschlagader akut verschließen. Die Folge ist ein schwerster Schmerz mit akuter Kälte und Blässe der Haut sowie Bewegungsunfähigkeit und Gefühllosigkeit des betroffenen Beines und manchmal noch zusätzlich ein Kreislaufzusammenbruch (Schock).

Durchblutungsstörungen der Finger und Zehen

Finger und Zehen

10 bis 20 % aller Durchblutungsstörungen der Arterien haben andere Ursachen: Zum einen können dies entzündliche Veränderungen an den Gefäßwänden sein. Zum anderen können aber auch ohne Gefäßwandveränderungen Fehlsteuerungen der nervlichen Versorgung der Gefäßwand im Sinne eines Gefäßkrampfes (Vasospasmus) oder selten einer Gefäßerweiterung zu Durchblutungsstörungen führen.

Die entzündlichen Gefäßerkrankungen sind relativ selten und können bei richtiger Diagnosestellung meistens mit entsprechenden Medikamenten wirkungsvoll behandelt werden. Einige dieser entzündlichen Erkrankungen sind durch immunologische Grunderkrankungen (die bestimmte Gewebearten des Körpers betreffen) mitbedingt.

Ein Gefäßkrampf (Vasospasmus) im Sinne einer Durchblutungsstörung der Arterien in Fingern und Zehen infolge einer nervlichen Fehlsteuerung ohne Zeichen krankhafter Gefäßveränderungen tritt bei bis zu 5 % der Frauen und 3 % der Männer auf. Ein Kältereiz oder psychischer Stress können einen solchen Gefäßkrampf auslösen, der sich meist bald nach Verschwinden des auslösenden Faktors wieder rückbildet. Durch das krampfartige Zusammenziehen der Arterien kommt es in den Fingerspitzen oder in den Zehen zu einer

Man spricht bei dieser Beschwerdesymptomatik auch von einem „Raynaud-Syndrom".

Durchblutungsstörung meist mit heftigen lokalen Schmerzen und Verfärbung der Finger (zunächst weiß, dann bläulich und schließlich rot, da es nach Krampfende zu einer gesteigerten Durchblutung als ausgleichende Reaktion kommt).

Es gibt aber auch andere organische Gefäßerkrankungen oder Systemerkrankungen, in deren Gefolge sich sekundär ein Gefäßkrampf zusätzlich bei Kälte oder psychischem Stress aufpfropfen kann; es entsteht fast das gleiche eben beschriebene Beschwerdebild. In diesem Falle spricht man dann von dem **Raynaud-Phänomen** (sekundäres Raynaud-Syndrom). Auch einige Medikamente oder giftige Substanzen können ein Raynaud-Syndrom verursachen oder verschlimmern, u. a. Antibabypillen und ergotaminhaltige Schmerzmittel. Weiterhin hat sich gezeigt, dass Personen, die beruflich eine starke Beanspruchung der Hände haben (zum Beispiel Arbeiten mit Werkzeugen, die starke Vibrationen verursachen, Presslufthämmern, Motorsägen) ebenfalls im Laufe von Jahren ein Raynaud-Syndrom entwickeln können.

Bei allen Formen von entzündlichen Gefäßveränderungen und Gefäßerkrankungen mit Raynaud-Symptomatik verschlimmert Zigarettenrauchen die Beschwerden und beschleunigt das Fortschreiten dieser Erkrankungen.

Mittels einer kleinen Fingermanschette kann bei der Doppler-Ultraschallmethode der Blutdruck in den Fingerarterien genau gemessen werden. Häufig verbindet man eine solche Untersuchung mit einem Provokationstest, in dem der Patient gebeten wird, seine Finger für eine kurze Zeit in kaltes Wasser zu halten. Bei der unmittelbar im Anschluss nach diesem Kältereiz durchgeführten Kontrollmessung ist bei Bestehen eines Raynaud-Syndromes der Blutdruck um 30–50 % in der Fingerarterie niedriger als vorher, bei einem gesunden Menschen ist er nur um 10 % niedriger.

Therapeutisch helfen am ehesten das Einreiben der Finger oder der Zehen mit gefäßerweiternden Salben (zum Beispiel Nitroglyzerinsalbe) oder die Einnahme von Kalziumantagonisten (zum Beispiel Nifedipin).

Physikalische Maßnahmen sind hier sehr hilfreich, z. B. Faustschließübungen, aufsteigende warme Bäder, Bürstenmassagen, Schutz vor Kälte durch geeignete Kleidung (warme Schuhe, Handschuhe), meiden von Arbeiten mit schweren oder vibrierenden Werkzeugen, aber auch evtl. psychosomatische Therapien wie vor allem Entspannungstraining.

Risikofaktoren für venöse Gefäß-erkrankungen

Venen-erkrankungen

Über die Venen wird das verbrauchte Blut zum Herzen zurücktransportiert. Damit beim stehenden Menschen das Blut jedoch nicht entsprechend der Schwerkraft der Erde nach unten versackt, helfen Venenklappen entscheidend beim Transport des Blutes in Richtung Herz.

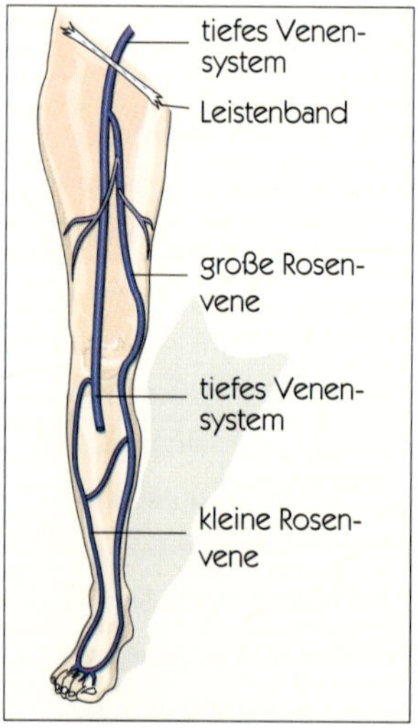

Die große und die kleine Rosenvene sind die wichtigsten oberflächlichen Beinvenen.

Gleichermaßen wichtig sind die Beinmuskeln, welche die Venen umgeben. Als weiterer Faktor für den venösen Rückfluss spielt die Atmung eine Rolle: Beim Einatmen entsteht ein Unterdruck im Brustraum, der Blut aus Bauch und Becken ansaugt; beim Ausatmen presst die Bauchmuskulatur die Beckenvenen in Richtung Herzen aus. Besonders beim Gehen oder leichten Jogging wird die Atmung vertieft, so dass ihre Wirkung auf den Venenrückfluss zunimmt.

Man unterscheidet zwischen einem **tief** im Inneren der Beine befindlichen Venensystem und einem im Unterhautgewebe (also außerhalb der Muskulatur) **oberflächlichen Venensystem**. Die zwei wichtigsten oberflächlichen Venen der Beine sind die große und kleine Rosenkranzader.

Das tiefe Venensystem und das oberflächliche Unterhautvenensystem sind durch viele kleine Gefäße miteinander verbunden. Die Venen der Beine stellen ein offenes Röhrensystem dar, dessen Blutfüllung, Spannung, Druck und Erkrankungen sich auf andere Abschnitte ausdehnen beziehungsweise auswirken kann. Eine wissenschaftliche Untersuchung an der Universität Basel hat ergeben, dass mit zunehmendem Alter über 50 % aller Menschen Probleme mit ihren Venen bekommen. Damit werden die Venenerkrankungen zu einem wichtigen volkswirtschaftlichen Faktor.

Besondere Risikofaktoren für die Auslösung von Venenerkrankungen beziehungsweise für den Beginn von Venenerkrankungen sind: hohes Lebensalter, berufliche Tätigkeit, Bewegungsmangel, frühes Auftreten von Krampfadern, häufige Geburten, längere Bettlägerigkeit (zum Beispiel. nach größeren Operationen, nach Unfällen), aber auch Blutgerinnungsstörungen oder Infektionskrankheiten.

Die familiäre Belastung, also der Erbfaktor spielt in jedem Falle für die Häufigkeit von Venenleiden eine Rolle; allerdings ist für verschiedene Venenerkrankungen die Bedeutung dieser Erbanlage als Risikofaktor sehr unterschiedlich.

Zumindest bei einer angeborenen Bindegewebsschwäche treten Venenleiden in Form von Krampfadern vermehrt auf. Weiterhin scheinen Frauen häufiger betroffen zu sein; klinische Studien haben allerdings gezeigt, dass Männer fast genauso häufig Venenleiden aufweisen wie Frauen, jedoch meistens in leichterer Verlaufsform. Männer nehmen ihre Venenleiden jedoch weniger ernst und suchen seltener den Arzt auf.

All diese Risikofaktoren begünstigen das Auftreten von **Venenkrankheiten**. Prinzipiell kann nahezu jede Vene des Körpers erkranken; die Venen der Beine sind allerdings mit Abstand am häufigsten betroffen, da sie insgesamt den stärksten Belastungen ausgesetzt sind. Bei Venenleiden handelt es sich in den meisten Fällen um Krampfadern, Venenentzündungen, Thrombosen, Unterschenkelgeschwüre (offene Beine) und Ekzeme.

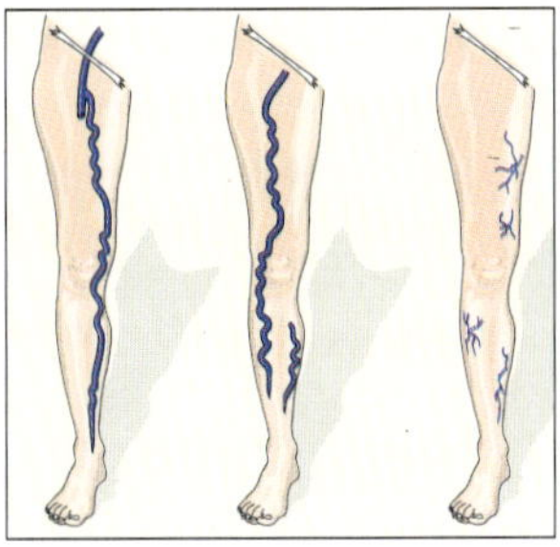

Verschiedene Arten von Krampfadern: die Stammkrampfadern, die unbedingt in ärztliche Behandlung gehören (links); die nur gelegentlich behandlungsbedürftigen Seitenastkrampfadern (Mitte) und die meist harmlosen Besenreiser (rechts).

In Deutschland haben über 50 % der erwachsenen Bevölkerung leichtgradige Venenerkrankungen, davon zeigen ca. 20–25 % eine ausgeprägte Varikosis; mindestens 10 % der Erwachsenen leiden an einer fortgeschrittenen chronischen Veneninsuffizienz.

Krampfadern und variköser Symptomenkomplex

Krampfadern

Wie bei vielen Krankheitsbildern gibt auch bei venösen Krampfaderleiden leichte und schwere Verlaufsformen. Die leichteste Form von Krampfaderleiden sind Besenreiser. Es handelt sich hier um Erweiterungen von winzigen, unter der Haut liegenden Venen, die als bläulichrot gefärbte verästelte Gebilde auftreten und am häufigsten am Bein austreten.

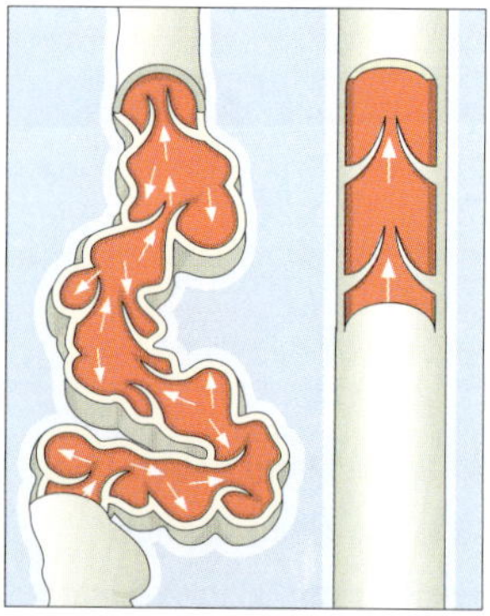

In der gesunden Vene (rechts) fließt das Blut nach oben, die Klappen sind intakt. In der Krampfader (links) staut sich das Blut und strömt teilweise auch zurück, weil die Ader überdehnt ist und die Klappen nicht mehr richtig schließen.

Da Besenreiser harmlos sind und nur ein kosmetisches Problem darstellen, werden sie von vielen Ärzten auch nicht zu den Krampfaderleiden gezählt.

Krampfadern stellen heute mit Abstand die häufigsten Venenerkrankungen dar. Es handelt sich dabei um Aussackungen von Venen, die letztlich durch nicht mehr einwandfrei funktionierende Venenklappen entstehen. Das Blut kann nicht mehr im Sinne einer Einbahnstraße zum Herzen fließen, sondern versackt gerade beim Menschen in stehender oder sitzender Position fließt es entsprechend der Schwerkraft in den Füßen. Im Laufe der Zeit kommt es zu erweiterten oder sogar sackartig aufgedehnten Venen, wobei die oberflächlichen Beinvenen bevorzugt betroffen sind.

Der eben beschriebene ungünstige Mechanismus beginnt meist an einer Stelle im Venensystem. Dieser Funktionsverlust eines Venenabschnittes führt jedoch im Laufe der Zeit zur Schädigung der unterhalb liegenden benachbarten Venenklappen, so dass sich eine Krampfader häufig ausdehnt und weitere Venenabschnitte mit einbezieht. Im ungünstigsten Falle kann das Venensystem eines Beines mehr oder weniger vollständig betroffen sein.

Über Krampfaderleiden klagen häufig Frauen, die hierin primär ein unangenehmes kosmetisches Problem sehen. Männer messen dieser Erkrankung im Allgemeinen nur eine geringe Bedeutung bei. Tatsache ist jedoch, dass unabhängig vom kosmetischen Aspekt ein Krampfaderleiden immer eine ernst zu nehmende Venenkrankheit darstellt. Auch wenn sich diese Erkrankung oft nur ganz langsam entwickelt, so können über Jahre gravierende medizinische Probleme entstehen, die zu einem früheren Zeitpunkt leicht verhindert hätten werden können.

Folgeerkrankungen

Das können zunächst Krampfaderblutungen sein, die vor allem bei Verletzungen von Krampfaderbereichen entstehen. Sie sind zwar beunruhigend, aber selten und harmlos. Häufig dagegen können Entzündungen in den Krampfadern aufgrund des verlangsamten oder fehlenden Blutflusses in diesem Gefäßbereich entstehen, besonders wenn noch durch langes Sitzen oder Stehen die Muskelpumpe ausgeschaltet ist.

Solche Krampfaderentzündungen bilden sich in der Regel in oberflächlichen Venen aus und verursachen meist ein Blutgerinnsel, das an der Venenwand festhaftet und damit keine besondere Gefahr für eine Gerinnselverschleppung (Embolie) darstellt. Allerdings kann eine Krampfaderentzündung mit zusätzlicher Thrombose durch Verschluss der betroffenen Vene zu einer Venenanschwellung mit begleitenden heftigen Schmerzen führen.

Krampfaderleiden, die nicht behandelt werden und die im Laufe von Jahren und Jahrzehnten nach dem beschriebenen Mechanismus fortschreiten, können zu einer Thrombose der tiefen Beinvenen führen, die ihrerseits eine Lungenembolie verursachen kann.

Oberflächliche Venenentzündung

Venenentzündung

Im Allgemeinen handelt es sich bei einer Venenentzündung nicht um bakterielle Entzündungen von Venenwänden, sondern um Schädigungen der Venenwände durch äußere Einflüsse wie Prellungen und Quetschungen, manchmal auch infolge langen Sitzens mit angewinkelten Beinen.

Eine oberflächliche Venenentzündung (Thrombophlebitis) kann als Komplikation bei Krampfader-Patienten auftreten. Manchmal lassen sich für Venenwandentzündungen keine plausiblen Erklärungen finden. Treten aber oberflächliche Venenwandentzündungen ohne ersichtlichen Grund häufiger auf, so kann als Ursache auch in seltenen Fällen ein bösartiger Tumor oder eine andere Allgemeinerkrankung verantwortlich sein.

Häufig geht eine oberflächliche Venenentzündung mit Blutgerinnungsstörungen einher, so dass sich in dem entzündeten Venenbereich ein Blutgerinnsel bildet. Manchmal läuft der Krankheitsprozess umgekehrt ab, es entsteht zunächst ein Blutgerinnsel infolge eines verlangsamten Blutflusses; eine Venenwandentzündung in diesem Bereich kommt hinzu.

Meistens lässt sich eine Entzündung oberflächlicher Venen leicht erkennen: Im befallenen Venenbereich treten starke Schmerzen auf, zusätzlich finden sich eine Rötung und eine Schwellung, die sich insgesamt auch noch heiß anfühlt. Auf Druck verstärkt sich der Schmerz.

Wegen der sehr unterschiedlichen Verlaufsformen oberflächlicher Venenentzündungen sollten Sie bei den genannten Symptomen ihren Arzt aufsuchen; Sie sollten nicht darauf vertrauen, dass eine oberflächliche Venenentzündung immer harmlos und gut heilbar ist, manchmal kann sie leider auch gefährlich werden.

Tiefe Venenthrombose

Venen-thrombose

Wie der Name dieser Venenerkrankung bereits vermuten lässt, kommt es hier zu einem Gerinnsel in einer tiefen Vene.

Fast immer sind für die Entstehung einer tiefen Venenthrombose drei Systeme verantwortlich: Das sehr empfindliche Gerinnungssystem ist gestört, die Blutströmungsgeschwindigkeit in diesem Venenabschnitt ist verlangsamt sowie die Venenwand verändert. Als Ursache kommt dafür auch eine längere Bettruhe mit ebenfalls dabei weitgehend inaktiven Beinmuskeln dazu (zum Beispiel nach komplizierten Operationen, anderen schweren Erkrankungen, aber auch in der Schwangerschaft). Auch beengter Sitzraum und Abknickung der Knievenen bei vielstündigen Reisen können eine tiefe Beinvenenthrombose auslösen.

Das Ausmaß der genannten Mechanismen als Ursache für eine tiefe Venenthrombose kann bei den Patienten eine unterschiedliche Bedeutung haben; immer wenn es jedoch zu einer Verstopfung einer tiefen Vene kommt, ist der Blutkreislauf deutlich beeinträchtigt. Das Blut muss dann versuchen, über Verbindungsvenen in die oberflächlichen Venen zu gelangen, um dann an einer höheren Stelle erneut Zugang zu einer tiefen Vene mit Abflussmöglichkeit zum Herzen zu finden. Da sich bei tiefen Venenthrombosen häufig ein Teil des Blutgerinnsels ablöst und mit dem Blut durch das rechte Herz in die Lunge fließen kann, ist bei Hinweiszeichen auf eine Venenthrombose schnelle ärztliche Hilfe erforderlich.

Hinweiszeichen für eine tiefe Venenthrombose können Anschwellen in Verbindung mit starken Schmerzen und Spannungen im Unterschenkelbereich oder sogar des ganzen Beines mit besonderer Druckempfindlichkeit der Wade sowie Fieber sein.

Lungenembolie

Die Lunge

Jährlich sterben in Deutschland über 30 000 Menschen an einer Lungenembolie, deren Ursache meist eine tiefe Beinvenenthrombose ist. Die Dunkelziffer aller tödlich verlaufenden Lungenembolien wird sogar noch um ein Mehrfaches höher geschätzt.

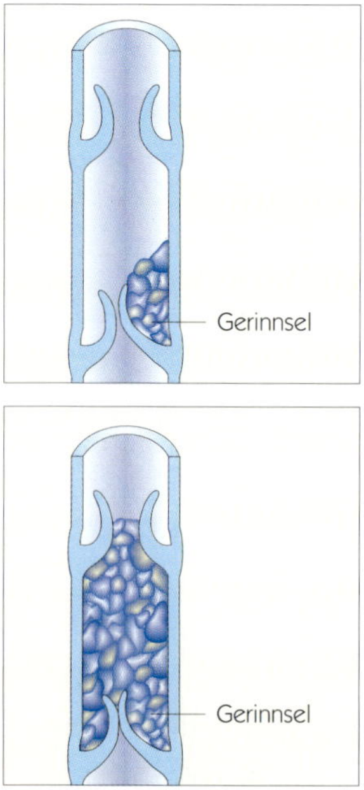

So entsteht ein Blutgerinnsel in einer Vene: Erste Gerinnsel bilden sich hinter den Venenklappen und dehnen sich dann immer weiter aus (Abb. oben). Dann verstopft das Gerinnsel den ganzen Venenabschnitt (Abb. unten).

Bei der Lungenembolie lösen sich Gefäßgerinnsel und werden mit dem Blutfluss in ein anderes Organ verschleppt, wo sie in einem Gefäß stecken bleiben. Es kommt an dieser Stelle zu einem Gefäßverschluss, der den vollständigen oder teilweisen Ausfall dieses Organs bewirkt. Ein solcher Teilthrombus, der sich aus einem größeren Thrombus losgelöst hat, heißt auch **Embolus**; der beschriebene Vorgang der Verschleppung über den Blutkreislauf wird auch als **Embolie** bezeichnet.

Bei einer Lungenembolie stammt der Thrombuspartikel aus einer tiefen Venenthrombose. Kleine Partikel führen in der Regel auch nur zu einer kleinen Lungenembolie, die häufig unerkannt bleibt und auch für den Patienten zu keiner relevanten Beeinträchtigung führt. In Abhängigkeit von der Größe der Lungenembolie können folgende Beschwerden einzeln oder kombiniert auftreten: plötzliche Atemnot, beschleunigter Puls, Rippenfellschmerzen, Bluthusten, große Angst, Schock. Je größer ein Gerinnsel ist, umso größer wird auch die Gefährlichkeit einer Lungenembolie. Eine große Lungenembolie kann innerhalb kurzer Zeit die Atmung so stark reduzieren und durch den Verschluss eines großen Lungengefäßes das Herz so stark überlasten, dass es zum plötzlichen Tode kommt.

Postthrombotisches Syndrom und offenes Bein

Spätschäden **Häufig verläuft eine tiefe Venenthrombose unauffällig ab, so dass der Patient sich gar nicht oder erst nach einiger Zeit in ärztliche Behandlung begibt. Dann ist es in der Regel nicht mehr möglich, den tiefen Venenthrombus aufzulösen.**

Die körpereigenen Ausgleichverfahren reichen nicht aus, um die ungünstigen Auswirkungen dieser Venenthrombose zu verhindern. Es kommt im Laufe der Zeit zu Spätschäden, die als **postthrombotisches Syndrom** bezeichnet werden.

Das Ausmaß dieser Folgeschäden nach einer Thrombose hängt insbesondere von der Ausdehnung der Thrombose und der Ausprägung der Umgehungskreisläufe ab. Wir haben schon gehört, dass die Venen des Umleitungssystems im Laufe der Zeit durch die vermehrte Blutfülle mit den steigenden Druckbelastungen überfordert werden. Es kommt dann zu einem Blutwasseraustritt durch die Poren der Venenwände in das umgebende Gewebe; die vermehrte Wasseransammlung dort wird als Ödem bezeichnet. Die Folge sind angeschwollene Beine, die von einem Schweregefühl und Spannungen begleitet sind. Weiterhin kommt es bei den Venen des Umleitungssystems im Laufe der Zeit auch zu einer Insuffizienz der Venenklappen. Daraus entwickeln sich allmählich wieder Krampfadern.

Die im Rahmen des postthrombotischen Syndroms ausgelösten Blutstauungen mit Ödemen und Schwellungen führen in ihrem Fortschreiten nicht nur zu Krampfadern, vielmehr kommt es im Anschluss daran zu Durchblutungsstörungen mit verschiedenartigen Hautveränderungen bis zu Geschwüren, die letztlich in das Krankheitsbild des „offenen Beines" münden.

Akute und chronische Erkrankungen der Lymphgefäße

Lymphgefäße **Durch feine Gefäßwandporen kleinerer Venen und der Kapillaren kann eiweißhaltige Blutflüssigkeit ins Gewebe sickern. Zusammen mit anderen Stoffen bildet sich daraus die Gewebsflüssigkeit, die alle menschliche Zellen umspült. Damit die sich ständig gebildete Gewebsflüssigkeit abfließen kann, beginnt in Gewebsspalten ein weiteres Kapillarsystem, die Lymphkapillaren.**

Diese Lymphkapillaren vereinen sich zu schmalen Lymphgefäßen, die diese eiweißreiche Gewebsflüssigkeit (Lymphe) in immer größere Lymphgefäße leiten, die im Brustraum in eine der großen Venen münden. Die Lymphgefäße entlasten somit die Venen, da sie ständig Blutwasser beziehungsweise Gewebeflüssigkeit abschöpfen und diese später den Venen zuführen.

Die Kapazität der Lymphgefäße ist jedoch begrenzt: Wird zum Beispiel durch langes Stehen bei einem (auch gesunden) Menschen das Venensystem infolge des ständig erhöhten Drucks überlastet und damit vermehrt Blutplasma durch die Venenwandporen und durch die Kapillaren in das umliegende Gewebe gepresst, so kann das Lymphgefäßsystem dieses nicht in unbegrenztem Maße abtransportieren. Es kommt zu den bekannten Unterschenkel- und/oder Knöchelödemen am Abend, von denen besonders Frauen betroffen sind.

Bei den Lymphgefäßen handelt es sich um sehr zarte Gefäße, die auch bei einer Operation nicht zu erkennen sind. Sie sind so zahlreich, dass es keine nennenswerte Rolle spielt, wenn in einem Körpergebiet einige Lymphbahnen unterbunden werden.

Hier handelt es sich jedoch so lange nicht um einen krankhaften Prozess, solange sich bei Beinhochlagerung oder am nächsten Morgen die geschwollenen Beine wieder zurückgebildet haben. Man spricht hierbei von venösen Stauungsödemen (Überbeanspruchung des Venengefäßsystems) der Beine.

Wie entstehen Lymphödeme?

Lymphödeme haben andere Entstehungsursachen. Wir wissen heute, dass die Lymphbahnen sowohl zahlenmäßig vermindert als auch in der Kapazität eingeschränkt sein können und dass auf diese Weise chronische Lymphödeme entstehen.

Außerdem können Lymphgefäße auf vielfältige Art und Weise beeinträchtigt werden: Sie können durch Operationen unterbunden, durch Bestrahlungen, Medikamente, mechanische Reize geschädigt sein, so dass sie nicht mehr in der Lage sind, die Gewebsflüssigkeit abzutransportieren. Es kommt dann zur Ausbildung von Lymphödemen.

Leichte Lymphödeme fallen durch geringe Schwellungen, beginnend am Fußrücken auf. Nimmt das Ausmaß der Lymphödeme zu, so schwellen Knöchel und Unterschenkel an.

Nach der Nachtruhe sind diese Schwellungen zunächst verschwunden. Bildet sich das Ödem während der Nachtruhe nicht mehr zurück, so spricht man auch von einem irreversiblen Ödem, d. h., die Schwellung ist dauerhaft und hart.

Eine besonders schwere Form des Lymphödems stellt die so genannte Elephantiasis dar. Hierbei handelt es sich um ausgedehnte Lymphödemschwellungen mit zum Beispiel der Einbeziehung eines ganzen Beins, wobei besonders der Fuß wie ein Elefantenfuß aufgetrieben ist.

Behandlungsmöglichkeiten der Lymphödeme: Entstauung der Beine durch manuelle Lymphdrainage in Kombination mit Kompressionsbehandlung (z. B. Kompressionsverbänden oder durch maschinelle rhythmische Kompression mittels großer lufthaltiger Stiefelmanschetten) sowie Gymnastik Gehen, Wandern und Laufen.

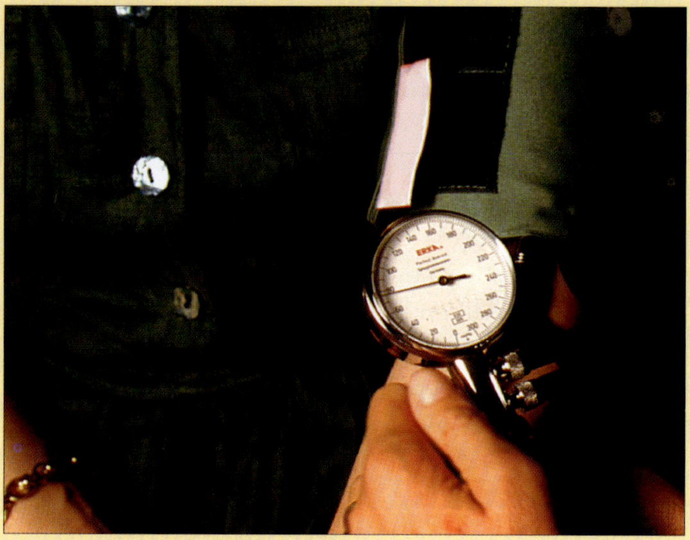
ERKA.

Wie werden Gefäßkrankheiten diagnostiziert und behandelt?

Arterien und Venen haben verschiedene Aufgaben innerhalb des Blutkreislaufes. Sie stellen das Funktionieren aller menschlicher Organe sicher, wobei die menschlichen Organe spezifische Aufgaben und Funktionen in unserem Körper wahrnehmen. Diagnostik und Therapie von Gefäßerkrankungen sind daher sehr unterschiedlich, da immer auch die mitbetroffenen Organfunktionen zu berücksichtigen sind.

Bluthochdruck: Beschwerden, Symptome, Schweregrade

Blut-hochdruck

Bluthochdruck ruft keine typischen Beschwerden hervor, die frühzeitig vor ihm warnen. Der Bluthochdruck stellt vielmehr eine „stumme Gefahr" dar: Viele Menschen fühlen sich trotz hohen Blutdrucks jahrelang wohl und leistungsfähig und haben keinerlei Beschwerden.

Das einzige sichere Mittel, Bluthochdruck frühzeitig zu erkennen, ist die Blutdruckmessung. In den meisten Fällen wird ein hoher Blutdruck zufällig entdeckt. Der Blutdruck sollte auch beim Gesunden regelmäßig, zum Beispiel einmal jährlich, kontrolliert werden.

Deutlich erhöhte Blutdruckwerte gehen oftmals mit Symptomen und Beschwerden einher, wobei diese ganz unterschiedlich sein können. Als Allgemeinsymptome können einzelne oder auch mehrere der nachfolgenden Beschwerden auftreten: Herzklopfen, Angstgefühl, Schwindel und Schweißausbruch. Manchmal bestehen Zeichen der akuten Herzschwäche wie eine bereits in Ruhe vorhandene Luftnot oder eine Wasseransammlung in den Lungen oder Beinen (Ödeme). Auch Symptome einer nicht ausreichenden Durchblutung der Herzkranzgefäße, beginnend mit einer Angina pectoris bis hin zu einem Herzinfarkt, können Ausdruck deutlich erhöhter Blutdruckwerte sein. Kommt es zu einer Beteiligung des Gehirns infolge erhöhter Blutdruckwerte, so können starke Kopfschmerzen, Sehstörungen und

Nur wenn der Bluthochdruck rechtzeitig erkannt wird, kann man wirkungsvoll gegen ihn vorgehen und auf diese Weise die lebensgefährlichen Folgeerkrankungen verhindern.

Augenzuckungen verbunden mit Schwindel auftreten. Aber auch Bewusstseinstrübungen, Bewusstlosigkeit, Lähmungserscheinungen, Gehirn-Krampfanfälle, Erbrechen und durch Störungen im Gehirn bedingte Atmungsstörungen können die Folge sein.

Bei plötzlichen und anfallsweise auftretenden erheblichen Blutdruckanstiegen kann es zu einer so genannten „Bluthochdruckkrise“ kommen; diese bedeutet immer eine akute Lebensgefährdung, da schwere Komplikationen am Gehirn (zum Beispiel Schlaganfall) und/oder am Herzen (zum Beispiel Herzinfarkt, Herzinsuffizienz) auftreten können.

Bei manchen Patienten tritt eine „Bluthochdruckkrise“ bereits bei einem Blutdruck von 220/100 mm Hg ein, bei anderen erst bei Werten von 260/120 mm Hg. Wenn der Verdacht einer „Bluthochdruckkrise“ besteht, sollten Sie unbedingt sofort einen Arzt verständigen oder ein Krankenhaus aufsuchen.

Ab wann spricht man von Bluthochdruck?

Die Höchstgrenze des normalen Blutdruckes liegt bei 140/90 mm Hg unter Ruhebedingungen. Wichtig ist, vor der Blutdruckmessung eine ca. 3- bis 5-minütige Ruhe- oder Entspannungsphase einzulegen. Blutdruckwerte von 160/95 mm Hg und darüber sind eindeutig als erhöhter Blutdruck (Hypertonus beziehungsweise Hypertonie) einzustufen. Blutdruckwerte, die zwischen den Bereichen 140 und 160 zu 90 bis 95 liegen, gehören zu einem Zwischenbereich, der als kontrollbedürftiger Grenzbereich bezeichnet wird. Erst bei Personen, die älter als 65 Jahre sind, kann eventuell als systolischer Blutdruck ein etwas höherer Wert toleriert werden. Dies muss der Patient aber im Einzelnen mit seinem Arzt besprechen.

Grenzwerte je nach Alter:

4–7 Jahre:	120/78 mm Hg
8–10 Jahre:	127/80 mm Hg
11–15 Jahre:	137/82 mm Hg
ab 16 Jahre:	140/90 mm Hg

Da viele Faktoren den Blutdruck beeinflussen können, insbesondere zu einem regulären (d. h. erlaubten) Blutdruckanstieg führen (zum Beispiel körperliche Anstrengung, psychische Erregungen, Genussmittel wie Kaffee u. a.) sollte unbedingt auf die bereits erwähnte Einhaltung einer ca. 5-minütigen Ruhephase vor der Blutdruckmessung geachtet werden.

Blutdruckmessung

Messung

Zur Blutdruckmessung wird eine Druckmanschette am Arm des Patienten angebracht. Diese Druckmanschette ist mit einem Druckmessgerät über zwei Schläuche verbunden.

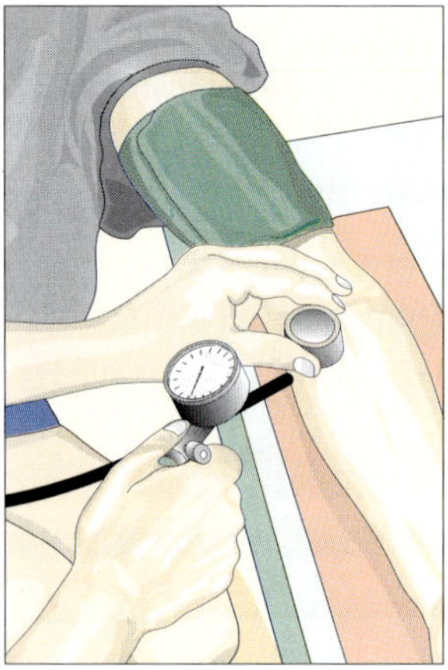

So wird der Blutdruck auf die klassische Methode gemessen.

Wird der Druck in der Manschette durch Aufpumpen so weit erhöht, dass er oberhalb des Blutdruckes in den Schlagadern liegt, so werden diese zusammengedrückt, und es kann kein Blut mehr hindurchfließen. Lässt man nun langsam den Druck aus der Manschette ab, so wird in dem Augenblick, in dem der Druck im Blutgefäß höher als im Messgerät ist, der Blutfluss wieder in Gang gesetzt. Mit einem Hörrohr (Stethoskop) kann über der Armarterie in der Ellenbeuge dann ein regelmäßiges Klopfen wahrgenommen werden. Der Beginn dieses Geräusches gibt den Wert für den **systolischen** Blutdruck (= oberer Blutdruckwert) an. Es ist also der Wert, bei dem das Blut soeben wieder durch das vorher mittels Manschette zusammengedrückte Gefäß fließen kann und entspricht dem Druck im Herzmuskel, wenn er sich beim Pumpen zusammenzieht.

Bei weiterem Ablassen des Druckes in der Manschette ist dieses Geräusch zunächst noch hörbar, bis es schließlich verschwindet. Das Verschwinden der Töne zeigt an, dass der Blutstrom nicht mehr eingeengt ist. Der in diesem Augenblick bestehende Druck entspricht demjenigen, der während der Erschlaffung des Herzens besteht (= unterer oder **diastolischer** Blutdruckwert).

Auftreten und Verschwinden der pulsierenden Geräusche markieren den systolischen und den diastolischen Blutdruck, die ebenso wie der Luftdruck in Millimeter Quecksilbersäule (mm Hg) angegeben werden. Bei Blutdruckangaben nennt man beide Werte. Haben Sie einen systolischen Druck von 130 und einen diastolischen von 85, dann schreibt man 130/80 mm Hg und sagt: „130 zu 85 Millimeter Quecksilbersäule".

Fehlerquellen bei der Blutdruckmessung

Ganz exakt lässt sich der Blutdruck allerdings nur messen, indem man Kanülen oder geeignete Katheter in eine Arterie einführt und von einem Manometer die Druckwerte abliest. Dies ist aber nur in Sonderfällen nötig. Die indirekte Messung reicht völlig aus.

Bei der in der Regel durchgeführten indirekten Blutdruckmessung kann es sich also niemals um eine exakte, fehlerfreie Blutdruckermittlung handeln; vielmehr sind bei der Blutdruckmessung einige „kleinere Fehlerquellen" vorhanden, die diesen indirekt gemessenen Blutdruck von den direkten im Blutgefäß gemessenen Werten etwas unterscheiden lassen.

Die indirekt bestimmten Blutdruckwerte sind abhängig vom Oberarmumfang, von der Lagerung des Armes (dieser sollte bei der Messung in Herzhöhe sein), vom richtigen Aufsetzen des Stethoskops auf der Ellenbogenarterie in der Armbeuge sowie von der Hörempfindlichkeit des Ausführenden hinsichtlich des Strömungsgeräusches. Gerade ältere Menschen haben nicht immer die volle Hörleistung; weswegen bei der Blutdruckselbstmessung automatische Blutdruckmessgeräte ohne Stethoskop für sie von Vorteil sein können.

Die Fehlermöglichkeiten der indirekten Blutdruckmessung sind der Grund, weshalb bei wiederholten Blutdruckmessungen an derselben Person durch verschiedene Untersucher unterschiedliche Blutdruckwerte ermittelt werden können. Diese Unterschiede sind jedoch in der Regel nicht bedeutsam.

Bestehen zwischen dem rechten und linken Arm Blutdruckunterschiede von 20 mm Hg und mehr, so liegt der Verdacht nahe, dass die zuführenden Arterien auf der Seite mit den niedrigeren Werten eingeengt sind. Hier sollte eine weitere Abklärung der Ursache dieser Gefäßeinengung erfolgen.

Blutdruckmessung über längere Zeit

Langzeitmessung

Solange der Blutdruck nur ab und zu in großen Abständen gemessen wird, ist das Ergebnis nicht sehr zuverlässig. Vor allem über Blutdruckschwankungen im Tagesverlauf sagt der „Gelegenheits-Blutdruck" nichts aus.

Die Langzeitmessung des Blutdrucks hilft nicht nur, zu erkennen, wer behandlungsbedürftig ist; sie hilft auch bei einer genauen Einstellung von Hochdruckpatienten auf bestimmte Medikamente.

Genau das aber ist ein häufiges Problem für die Erkennung und Behandlung von Bluthochdruck. Was der Arzt in der Praxis messen kann, ist zu sehr von Zufällen abhängig. Viele Patienten werden zum Beispiel durch den Vorgang des Blutdruckmessens nervös: Innere Anspannung beim Messen durch den Arzt oder die Arzthelferin verfälscht das Ergebnis.

Dem Zufall ein Schnippchen schlagen

Schon besser sind die Informationen, die man über den tatsächlichen Verlauf des Blutdrucks bekommt, wenn der Patient ein Blutdruckmessgerät besitzt und damit umgehen kann. Wer sich für gesund hält, wird das aber kaum tun.

Um jedoch schon beim geringsten Verdacht auf Bluthochdruck nicht mehr auf „Kommissar Zufall" angewiesen zu sein, gehen immer mehr Ärzte zu Langzeitmessungen über. Dazu benutzen sie vollautomatische Systeme mit Manschette, die nach der Riva-Rocci-Methode arbeiten. Sie messen den Blutdruck rund um die Uhr und zeichnen die Ergebnisse auf – zum Beispiel tagsüber alle 15 Minuten und nachts alle 30 Minuten. Die große Zahl der Messungen ergibt ein sehr viel genaueres Bild. Und weil das Ganze nicht wehtut und man mit dem umgeschnallten Gerät nach Hause gehen kann, haben die meisten Patienten auch nichts dagegen. Nicht nur zur Entdeckung von Bluthochdruck sind Langzeitmessungen ein großer Vorteil, sondern auch für die Betreuung von Hypertonikern, die schon in Behandlung sind.

Wie läuft so eine Langzeitmessung ab?

Sie vereinbaren einen Termin beim Arzt und bekommen dort eine Blutdruckmanschette angelegt, die mit einem kleinen, relativ leichten (300 bis 500 g) elektronischen Meßgerät verbunden ist. Dieses Gerät ist so programmiert, dass es in den Abständen Ihren Blutdruck misst, die der Arzt will.

Langzeitmessungen finden nicht beim Arzt statt, sondern unter den natürlichen Lebensbedingungen des Patienten. Diese Werte sind aussagefähiger als Zufallsmessungen.

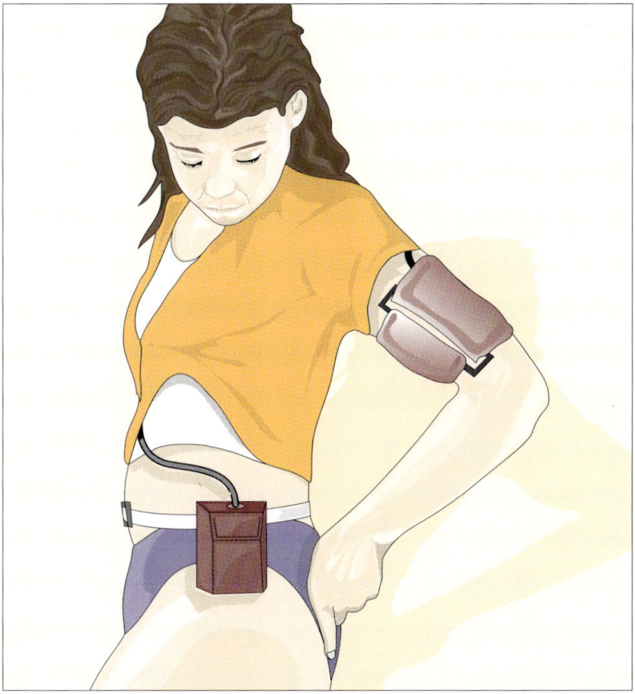

Der Patient trägt das Langzeitmessgerät an einem Gurt um den Bauch. Ein Schlauch verbindet den kleinen Computer mit der Druckmanschette am Arm.

Medikamentöse Behandlung des Blutdrucks

Medikamente **Alle Arzneimittel, die in der Lage sind, einen erhöhten Blutdruck zu senken, nennt man zusammenfassend Antihypertensiva oder Anti-Hochdruck-Medikamente.**

Viele Medikamente Verfolgen das Ziel, den Blutdruck zu senken, aber nicht jeder Mensch spricht in gleicher Weise auf ein bestimmtes Arzneimittel an. Wirkt ein Arzneimittel nicht oder nicht ausreichend oder treten sogar unliebsame Nebenwirkungen auf, so müssen so lange verschiedene Mittel eingesetzt werden, bis das Medikament gefunden ist, das möglichst wenig Probleme bereitet und die gewünschte Wirkung entfaltet.

Nebenwirkungen

Setzen Sie auf gar keinen Fall eigenmächtig die Behandlung ab und unterbrechen Sie sie auch nicht, falls Sie glauben, dass das Medikament Ihnen nicht bekommt.

Ein und dasselbe Medikament kann bei verschiedenen Patienten den Blutdruck unterschiedlich stark senken, und es kann auch ganz unterschiedliche unerwünschte Nebenwirkungen haben. Die meisten modernen Präparate verursachen zwar keine oder nur sehr geringe Nebenwirkungen oder Missempfindungen, dennoch solten Sie mit Ihrem Arzt gründlich und offen über dieses Thema sprechen.

Die häufigste Nebenwirkung eines blutdrucksenkenden Medikaments ist, dass der Patient zumindest zu Anfang der Behandlung das Gefühl hat, jetzt sei der Blutdruck zu niedrig. Die so genannte subjektive Hypotonie (persönlicher Niedrigdruck) bedeutet ein umgekehrtes Krankheitsbild mit Müdigkeit, Schwindelgefühlen und Konzentrationsschwäche. Der Grund dafür ist, dass das Gehirn durch jahrelangen hohen Blutdruck „falsch geeicht" ist. Man braucht tatsächlich Wochen oder Monate, bis man sich wieder an den normalen Blutdruck gewöhnt hat, der durch das Medikament bewirkt wird. Es wäre ein schwerer Fehler, wenn man wegen der Nebenwirkungen ein Arzneimittel nicht mehr nehmen wollte. Meistens lassen die Nebenwirkungen nach einiger Zeit nach und verschwinden danach vollständig. Man kann auch immer nochmal mit dem Arzt sprechen, wenn man den Verdacht hat, dass etwas nicht in Ordnung ist.

Dosierung

Bei manchen Bluthochdruck-Patienten ist es nur möglich, den gewünschten Erfolg zu erreichen, wenn sie verhältnismäßig große Mengen eines Medikaments nehmen. Und selbst dann kann es sein, dass die Normalisierung der Blutdruckwerte nicht gelingt. In solchen Fällen verordnet der Arzt lieber mehrere blutdrucksenkende Mittel in kleiner Dosierung als eines in großer Menge. Er hofft, dass sich die verschiedenen Medikamente in ihrer Wirkung gegenseitig verstärken. Die Erfahrung hat gezeigt, dass die meisten Medikamente in geringen Dosierungen insgesamt weniger Nebenwirkungen haben.

Ein Medikament allein in einer hohen Dosis bzw. großen Menge ruft viel eher unangenehme Begleiterscheinungen hervor als mehrere Mittel in kleiner Dosierung.

Eine solche **Kombinationstherapie** mit mehreren Medikamenten, die unterschiedliche Therapieansätze haben, zeigt zwei Vorteile: Erstens sinkt der Blutdruck auf normale Werte, selbst wenn nicht bekannt ist, welches Medikament entscheidend dies bewirkt hat. Und zweitens sinkt dabei die Gefahr von unerwünschten Nebenwirkungen.

Andere Behandlungsmaßnahmen

Therapiearten

Die meisten Therapiemaßnahmen, die man bei der Arteriosklerose trifft, gelten gleichermaßen auch für den Bluthochdruck.

Besonders wertvoll ist bei der Behandlung des Bluthochdruckes die regelmäßige Blutdruckmessung, am besten in Form der bereits beschriebenen Blutdruckselbstbestimmung.

Mehr als für andere Risikofaktoren spielt beim Bluthochdruck die kochsalzarme Ernährung eine sehr wichtige Rolle. In den letzten Jahren ist die Bedeutung des Kochsalzes für den Bluthochdruck mehrfach in Diskussion geraten, dennoch liegen generelle Empfehlungen zurzeit vor, dass eine kochsalzarme Ernährung in jedem Fall sinnvoll ist.

Welche Sportart für Sie am geeignetsten ist, besprechen Sie am besten mit Ihrem Arzt.

Wir haben bereits gesehen, dass der Bluthochdruck bei körperlichen oder psychischen Belastungen ansteigt, dass jedoch dieser Blutdruckanstieg nur in gewissem Rahmen erlaubt ist und auf keinen Fall überschießend sein darf.

Wenn Sie bei körperlichen Belastungen mit Bluthochdruck reagieren, so sollten Sie diese Form von körperlichen Tätigkeiten meiden; im Allgemeinen können Sie jedoch dosierte Ausdauersportarten weiter ausüben.

Psychische Belastung

Menschen, die besonders auf psychischen Stress mit überschießendem Bluthochdruck reagieren, sollten überlegen, ob sie nicht auch solche Situationen meiden können oder aber bei den häufig voraussehbaren psychischen Belastungssituationen ein Medikament gegen überschießenden Blutdruckanstieg nach Rücksprache mit ihrem Arzt einnehmen.

Als weitere allgemeine Therapiemaßnahme zur Reduzierung von Blutdruckanstiegen auf psychischen Stress gilt auch Stressabbau in der Freizeit und im Urlaub.

Das kann beispielsweise. bedeuten, dass Sie nicht mit dem Auto auf überfüllten Straßen zum Urlaubsziel fahren, sondern die Eisenbahn oder das Flugzeug wählen. Selbstverständlich sollten auch Ruhe- und Entspannungsphasen im Urlaub und in der Freizeit Platz finden.

Autogenes Training

Das autogene Training stellt eine einfache und wirkungsvolle Selbsthilfemethode zur körperlichen und seelischen Entspannung dar. Da körperliche und seelische Belastungen zu Blutdruckanstiegen (und dies besonders bei Hochdruckpatienten) führen können, ist das autogene Training eine gute Möglichkeit, sich bei körperlichen oder seelischen Belastungssituationen zu entspannen.

Ist eine Behandlung mit Kaltwasser sinnvoll?

Kaltwasseranwendungen sind nicht für jeden Patienten geeignet.

Patienten mit deutlich erhöhten Blutdruckwerten, der auch unter therapeutischen Maßnahmen nicht absinkt, sollten Kaltwasseranwendungen am besten meiden; dies gilt sowohl für das Baden im Meer oder anderen Gewässern als auch für das kalte Tauchbad nach einem Saunagang. Durch den Kältereiz käme es zu einer Verengung der Gefäße, die den Blutdruck deutlich ansteigen ließe.

Diagnostik der koronaren Herzkrankheit

Das Herz

Je früher eine Arteriosklerose der Herzkranzgefäße entdeckt wird, desto größer sind die Chancen, einen Infarkt zu vermeiden. Die Untersuchungen beim Internisten oder Kardiologen tun nicht weh und sind nicht belastend.

Beim Aufsuchen des Arztes wird dieser zunächst Ihre Beschwerden vermerken und durch zusätzliche Fragen sich ein umfassendes Bild Ihres Körperzustandes bilden. Danach wird er Sie körperlich untersuchen. Mit dem Stethoskop hört Ihr Arzt das Herz ab, hört an den verschiedenen Auskultationsstellen für die Arterien, ob ungünstige Strömungsgeräusche vernehmbar sind, hört auch Ihre Lungen ab, fühlt nach Ihrem Puls und misst Ihren Blutdruck.

Auch im Zeitalter moderner und fast unbegrenzter diagnostischer Möglichkeiten, sollte auf die körperliche Untersuchung nie verzichtet werden.

Danach wird entschieden, welche zusätzlichen diagnostischen Untersuchungen noch durchgeführt werden müssen. Nachfolgend sind einige wichtige und häufige Untersuchungen kurz beschrieben.

Labor ▶

Es wird Ihnen Blut abgenommen, damit im Labor Cholesterin, Triglyceride, Blutzucker und Harnsäure, vielleicht auch noch andere Blutwerte bestimmt werden können.

Elektrokardiogramm (EKG) ▶

In einem Elektrokardiogramm werden die bei der Herztätigkeit entstehenden elektrischen Ströme über Elektroden aufgezeichnet, die auf der Haut angebracht sind. Aus dem Stromkurvenverlauf kann der Arzt erkennen, ob Erkrankungen wie beispielsweise eine koronare Herzkrankheit oder Herzrhythmusstörungen vorliegen.

Ein Ruhe-EKG sollte bei jedem Menschen mit Verdacht auf Herzkrankheit oder bei Angabe von Herzbeschwerden geschrieben werden.

◀ Belastungs-EKG (Ergometrie)

Mit dem Belastungs-EKG kann auf einem Fahrrad oder Laufband die körperliche Leistungsfähigkeit durch stufenweise Erhöhung der Belastung in zeitlichen Abständen von zwei bis drei Minuten gemessen werden. Hierbei werden belastungsabhängige Veränderungen der Herz-Kreislauf-Tätigkeit erfasst: Herzfrequenz, Blutdruck, EKG-Veränderungen, Herzrhythmus, subjektive Beschwerden wie Angina pectoris und Atemnot. Bei krankhafter Veränderung dieser Befunde sind weitere diagnostische Untersuchungen und/oder therapeutische Maßnahmen erforderlich.

◀ Echokardiografie

Mit der Echokardiographie, einer Ultraschall-Untersuchung, lassen sich ein- und zweidimensionale Bilder von Herzstrukturen darstellen. Reflektierte Ultraschallwellen werden umgewandelt und auf einem Fernsehschirm sichtbar gemacht. Besonders gut lassen sich mit der Echokardiographie die Größe der Herzhöhlen, die Bewegungsabläufe des Herzmuskels und seine Wanddicke beurteilen. Auch die Herzklappen können, insbesondere unter Zuhilfenahme eines weiteren Ultraschallverfahrens, der Farbdoppler-Methode, sichtbar gemacht werden. Störungen an den Herzklappen können durch diese Methode erkannt werden. Ebenso gut gelingt mit Hilfe der Echokardiographie der Nachweis eines Perikardergusses (Flüssigkeitsansammlung im Herzbeutel).

◀ Langzeit-EKG

Die Aufzeichnung des EKG mit Hilfe eines tragbaren Gerätes über viele Stunden (meist 24) dient der genauen Aufzeichnung von Herzrhythmusstörungen. So werden die häufig nur bei besonderer Belastungen auftretenden Herzrhythmusstörungen erfasst.

◀ Lungenfunktionstest

Für den Arzt ist es wichtig, zu unterscheiden, ob eine bestehende Atemnot durch eine Herzkrankheit oder durch eine Lungenkrankheit verursacht wird. Beim Lungenfunktionstest kann mit einem einfachen kurzen Atemstoßtest beurteilt werden, ob die wichtigsten Lungenfunktionen in Ordnung sind.

Röntgenaufnahme des Brustkorbs ▶

Mit der Röntgenaufnahme des Brustkorbs können die Herzgröße und vielleicht auch die Auswirkung einer Herzerkrankung auf die Lungen beziehungsweise auf das Lungengefäßsystem beurteilt werden. Aber auch viele Lungenerkrankungen, die manchmal hinsichtlich ihres Beschwerdebildes nicht von Herzerkrankungen zu trennen sind, lassen sich durch Röntgenaufnahmen des Brustkorbes häufig eindeutig erkennen und von Herzkrankheiten unterscheiden. Die Strahlenbelastung hat durch die neueren Geräte deutlich abgenommen und ist auch bei mehreren Aufnahmen pro Jahr nicht schädlich.

Stress- oder Belastungs-Echokardiographie ▶

Bei der Stress- oder Belastungs-Echokardiographie wird der Herzmuskel mit Ultraschall betrachtet, wobei gleichzeitig durch Medikamentengabe in eine Vene oder durch körperliche Belastung wie Fahrradfahren oder Laufbandtreten eine Zunahme der Herzmuskeltätigkeit bewirkt wird. Da schlecht durchblutete Muskelanteile keine Bewegungszunahme zeigen, können diese Bezirke mit Ultraschall erkannt werden. Durch diese Untersuchung zeigt sich ebenfalls, ob eine unter Belastung nicht ausreichende Durchblutung der Herzkranzgefäße (Koronarien) vorliegt.

Die bisher hier genannten Untersuchungsverfahren zählen zu den nicht invasiven Methoden, da sie nicht in das Körperinnere des Patienten eingreifen. Sie sind leicht anwendbar und können auch beliebig häufig wiederholt werden, ohne den Patienten nennenswert zu belasten.

Herzkatheter ▶

Die Herzkatheteruntersuchung als invasives diagnostisches Verfahren zählt zu den wichtigsten Methoden, um das Ausmaß einer Herzkranzgefäßverengung beziehungsweise Herzerkrankung exakt einzuschätzen. Sie muss immer auch vor einer eventuellen Herzoperation oder einer so genannten Dilatationsbehandlung (PTCA, perkutane transluminale Koronarangioplastie = Ballondilatation) durchgeführt werden. Bei dieser Untersuchung wird eine ca. 1,5–2 mm dicke Sonde (Ballon-Katheter) in die Schlagader (Arterie) des Beines in der Leistengegend oder in der Ellenbeuge des Armes eingebracht und bis zum Herzen vorgeschoben. Hierzu ist nur eine örtliche Betäubung im Bereich der Gefäßpunktionsstelle erforderlich. In der Regel werden nacheinander die linke Herzkammer, die linke und rechte Herzkranzarterie über entsprechende Katheter mit Kontrastmittel dargestellt, so dass sie am Röntgenschirm (auf dem Monitor) vom Arzt beurteilt werden können. Aufgrund der heutigen guten Verträglichkeit der Kontrastmittel sowie der dünner gewordenen Katheter kann diese Untersuchung häufig unter ambulanten Bedingungen durchgeführt werden, das heißt, der Patient wird am Morgen untersucht, muss für ungefähr sechs Stunden mit einem Druckverband liegen und kann danach wieder nach Hause gehen.

Wie bei jedem Eingriff, so können auch bei der Herzkatheteruntersuchung Komplikationen auftreten. Vor der Untersuchung werden Sie vom Arzt über die möglichen Risiken aufgeklärt; allerdings sind ernsthafte Risiken ausgesprochen selten. Trotzdem hat man als Patient eine verständliche Angst vor dieser Untersuchung, wobei vor allem die Angst vor einem möglichen ungünstigen Untersuchungsergebnis im Vordergrund steht. Diese Angst sollte Sie jedoch nicht daran hindern, Vertrauen zu dem aufklärenden und in der Regel auch die Untersuchung durchführenden Arzt zu haben und ihm zu diesem Eingriff Ihre Einwilligung zu geben.

Wenn Sie Angst vor der Untersuchung haben, denken Sie daran, dass Sie durch die Herzkrankheit in einem weit höheren Maße gefährdet sind als durch die Herzkatheteruntersuchung und die sich eventuell anschließenden therapeutischen Maßnahmen.

Behandlung der koronaren Herzkrankheit

Herzkranzgefäße

Wenn körperliche Untersuchung und umfassende Diagnostik eine koronare Gefäßerkrankung ergeben haben, so sollten Sie mit Ihrem Arzt ein therapeutisches Bündnis schließen, um die Auswirkungen dieser koronaren Herzkrankheit für sich abzumildern bzw. Gefahren zu bannen.

Von ärztlicher Seite aus können verschiedene Therapieempfehlungen notwendig sein, so etwa Arzneimittel, die zum Ziel haben, die Beeinträchtigung durch die Verengung der Herzkranzgefäße zu vermindern, indem besonders unter Belastung eine bessere Herzdurchblutung und dadurch vermehrt Sauerstoff dem Herzmuskel zur Verfügung gestellt wird.

Wenn mehrere Herzkranzarterien hochgradige Stenosen aufweisen, so ist häufig die Behandlung mit Medikamenten nicht ausreichend, um alle Gefährdungen für das Herz durch diese Koronarstenosen zu bannen; bis vor etwa 15 Jahren war die einzige Alternative dann zur medikamentösen Therapie ein herzchirurgischer Eingriff.

Bei einer solchen Operation wird eine Ersatzarterie (meist das Stück einer Beinvene, in den letzten Jahren zunehmend auch eine Brustarterie) am Herzen eingesetzt, um das Blut um die verengte Gefäßstrecke herumzuleiten. Seit 15 Jahren gibt es zusätzliche Behandlungsmöglichkeiten mit dem Ballonkatheter, so dass in

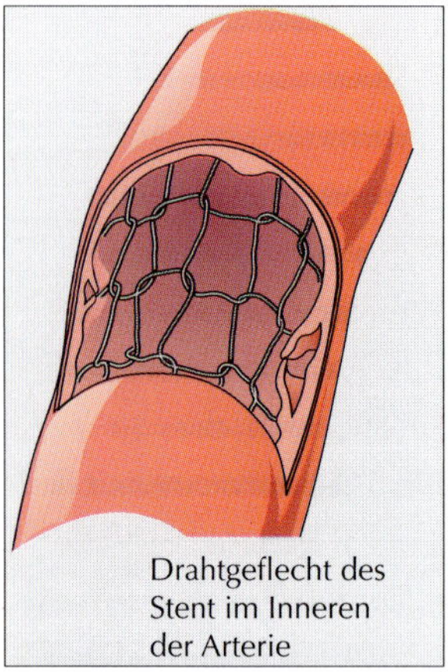

Mit einem Drahtgeflecht wird die Gefäßwand besser abgestützt.

vielen Fällen auf dieses Verfahren zurückgegriffen werden kann. Diese Katheterdilatation ist also kein herzchirurgischer Eingriff, sondern ähnelt einer Herzkatheteruntersuchung. Dabei wird seit einigen Jahren häufig zusätzlich in die Koronararterie an der vorher mittels Ballon aufgedehnten Engstelle ein Drahtgeflecht eingesetzt („Stent"), damit die Gefäßwand besser abgestützt ist. Viele gering ausgeprägte Koronarstenosen benötigen keine invasivtherapeutischen Maßnahmen, sondern eine medikamentöse Therapie zur Verbesserung der koronaren Durchblutung.

Auch wenn das kranke Koronargefäßsystem behandelt wird beziehungsweise Medikamente die subjektive Beschwerden wie Angina pectoris, Belastungsluftnot oder Herzrhythmusstörungen abmildern, wird durch all diese Maßnahmen das Grundübel nicht beseitigt. Die Ursache, nämlich die Arteriosklerose der Koronargefäße, muss durch Veränderungen in Ihrem Lebensstil bekämpft werden; sonst ist es nur eine Frage der Zeit, bis die positiven Effekte der Behandlung wieder hinfällig werden.

Thrombolyse

Die medikamentöse Auflösung eines Blutgerinnsels (Thrombus) nennt man Thrombolyse. Je früher die Thrombolyse nach einem Herzinfarkt gelingt, umso geringer ist das Ausmaß der Schädigung des vom Infarkt betroffenen Herzmuskelareals und umso besser sind damit die Genesungs- und Überlebenschancen des Patienten. Als neuestes Therapieprinzip wird häufig beim Patienten mit einem frischen Herzinfarkt der Thrombus nicht lysiert, sondern es erfolgt sofort eine Röntgenkontrastmitteluntersuchung der Herzkranzgefäße und die Koronarstenose oder -verschluss wird mittels Dilatationskatheter aufgedehnt beziehungsweise eröffnet.

Die Früh-Dilatation oder alternativ die Lysetherapie sind umso vorteilhafter, je früher sie durchgeführt werden können. Am günstigsten sind sie innerhalb der ersten 6 Stunden nach Eintritt eines Herzinfarktes, danach vermindern sich die therapeutischen Chancen dieser beiden Methoden deutlich.

Schlaganfall: Anzeichen und Diagnostik

Schlaganfall

Ein Schlaganfall ist (wie der Begriff bereits sagt) eine schlagartig, plötzlich auftretende Durchblutungsstörung des Gehirns, die nach Definition der Weltgesundheitsorganisation (WHO) mindestens einen Tag lang Nervenausfälle bewirkt oder sogar zum Tode führt.

Mediziner bezeichnen den Schlaganfall als Apoplexie.

Häufig wird für den Schlaganfall auch das Wort Hirnschlag benutzt. Die Vorstellung, dass ein Schlaganfall zwangsläufig zu Lähmungen und Sprachverlust und damit zur Pflegebedürftigkeit führt, ist falsch; viele Menschen haben Glück im Unglück, ihr Schlaganfall hinterlässt nur geringe Schäden oder heilt manchmal sogar folgenlos aus.

Die Ursache für die meisten Schlaganfälle liegt in den Arterien (Schlagadern) des Halses und des Kopfes oder des Herzens. Bei einer Durchblutungsstörung im Gehirn (zerebrale Durchblutungsstörung) kann es zu einer Minderdurchblutung oder Einblutung kommen, und die Beschwerden können vorübergehend sein oder lebenslang bleibende Schäden hinterlassen. Ein solcher bleibender Schaden kann zum Beispiel eine Schwäche oder vollständige Bewegungsunfähigkeit (Lähmung) eines Armes oder Beines sein, die für den Außenstehenden nicht immer als eine durch Durchblutungsstörung verursachte Erkrankung erkennbar ist.

Wie bei vielen anderen Erkrankungen, so gibt es auch für den Schlaganfall die verschiedensten Ursachen und Verlaufsformen. Bei dem einen Menschen ist die

Ursache die Einengung einer Halsarterie mit Minderdurchblutung großer Gehirnanteile, bei einem anderen liegt ein vom Herzen in eine Arterie des Gehirns verschlepptes Blutgerinnsel (Embolie) zugrunde und wiederum bei anderen kommt es zu einer Blutung im Gehirn.

Ein Schlaganfall tritt in 25 % der Fälle ohne jegliche Vorwarnung und ohne Vorliegen von Risikofaktoren auf. In etwa 75 % dagegen gibt es Warnzeichen eines Schlaganfalles, die sich meist als so genannte TIAs manifestieren. Dabei kann es sich um flüchtige Schwächegefühle oder Gefühlsstörungen in Armen und Beinen handeln oder um leichte Sprach- oder Sprechstörungen.

TIA ist eine Abkürzung für transiente oder transitorische (vorübergehende) ischämische Attacke, eine aus dem Englischen stammende Benennung kurz dauernder (höchstens 24 Stunden) und von der Beschwerdesymptomatik sich völlig zurückbildender Durchblutungsstörungen des Gehirns.

Die meisten TIAs dauern nur wenige Minuten und werden deswegen häufig gar nicht richtig wahrgenommen. Jeder dritte bis vierte von einer TIA betroffene Mensch erleidet in den darauf folgenden vier bis fünf Jahren einen Schlaganfall. Würde eine TIA immer von dem Betroffenen oder von seinen behandelnden Ärzten erkannt und die richtigen Konsequenzen daraus gezogen, so ließen sich viele Schlaganfälle durch entsprechende Verhaltensmaßnahmen beziehungsweise Änderungen im Lebensstil und durch diagnostische und therapeutische Maßnahmen verhindern.

Auch die Lebenserwartung ist nach einer TIA im Durchschnitt deutlich vermindert. Jeder fünfte TIA-Betroffene verstirbt an einem Schlaganfall, fast doppelt so viele TIA-Betroffene sterben allerdings an einer Erkrankung des Herzens, in erster Linie an einem Herzinfarkt.

Die von einer TIA Betroffenen sollten trotz der schnellen folgenlosen Ausheilung dieses Ereignis sehr ernst nehmen und sich gründlich neurologisch und wegen des deutlich erhöhten Herzinfarktrisikos auch kardiologisch untersuchen lassen. Eine TIA ist für das

Gehirn weitgehend dasselbe wie ein Angina-pectoris-Anfall bei einer koronaren Herzkrankheit für das Herz. Da jedoch die TIA häufig keine Schmerzen bereitet beziehungsweise die Symptomatik innerhalb weniger Minuten wieder verschwunden ist, wird sie von dem Betroffenen nicht so ernst genommen wie eine Angina pectoris mit häufig starken Schmerzen und auch begleitender Todesangt.

Der Begriff PRIND ist eine aus dem Englischen stammende Abkürzung und bedeutet „Prolongiertes (verzögert verlaufend) reversibles ischämisches neurologisches Defizit." Das heißt nichts anderes, als dass Menschen, mit einem PRIND nach der obigen Definition eine Durchblutungsstörung des Gehirns haben, die länger als 24 Stunden dauert, aber keine Folgeschäden nach maximal drei Wochen zurückbehalten.

Zwischen TIA und einem Schlaganfall mit dauerhaften Funktionseinschränkungen steht eine weitere Form einer arteriellen Durchblutungsstörung des Gehirns, nämlich PRIND. Diese Form der zerebralen Durchblutungsstörung kann auch als eine verlängerte TIA angesehen werden, die sich gleichermaßen wie diese folgenlos zurückbildet, dazu allerdings etwas mehr Zeit benötigt.

Die Bedeutung eines PRIND besteht darin, dass wie bei einer TIA die Gefahr eines späteren Schlaganfalls mit bleibenden Schäden bis zu zehnmal größer ist als bei gleichaltrigen Menschen ohne zerebrale Durchblutungsstörung.

Um schwere Erkrankungsformen zerebraler Durchblutungsstörungen zu verhindern, ist es wichtig, bei Vorliegen von arteriosklerotischen Risikofaktoren beziehungsweise bei Auftreten einer TIA oder eines PRIND sich eingehend mit Ihrem Hausarzt zu beraten. Dieser kann Ihnen aufgrund des Risikofaktorenprofils oder aufgrund der Beschwerdesymptomatik eindeutig sagen, ob Sie eine erhöhte Gefährdung hinsichtlich eines Schlaganfalls aufweisen.

Der Arzt beginnt zunächst mit einer körperlichen Untersuchung, die vor allem die Erfassung des Pulses (beziehungsweise Herzschlages) und des Blutdrucks sowie das Abhören des Herzens und typischer Gefäßauskultationsstellen beinhaltet. Darüber hinaus wird ein neurologischer Ganzkörperstatus von ihm oder dem neurologisch tätigen Arzt erhoben. Häufig sind weitere apparative Untersuchungen erforderlich. Dabei handelt es sich zunächst um harmlose, den Patienten nicht belastende Verfahren wie Laboranalysen des Blutes, Elektroencephalogramm (EEG = Ableitung von Gehirnströmen), Ultraschalluntersuchungen der Gefäße außerhalb und innerhalb des Kopfes, unter Umständen auch eine Computertomographie des Kopfes.

Ultraschalluntersuchungen der Gefäße sind für den Patienten völlig ungefährlich und sollten am Anfang jedes Diagnostikprogrammes stehen.

Besonders die Ultraschalluntersuchung der Gefäße außerhalb und innerhalb des Kopfes geben durch einen in diesen Methoden erfahrenen Arzt verlässliche Auskunft über arterielle Gefäßdurchblutungsstörungen. Sollte der Verdacht auf relevante Durchblutungsstörungen bestehen, so ist es angezeigt, das Ausmaß dieser Durchblutungsstörungen „schwarz auf weiß" genau darzustellen. Dies geschieht mittels einer Angiografie (Darstellung von Blutgefäßen).

Zur Sichtbarmachung der Blutgefäße wird meist ein jodhaltiges - und dadurch „röntgendichtes" - Kontrastmittel in den Blutkreislauf gegeben, meist über einen dünnen Katheter (Schlauch), der von der Leiste rückwärts durch die Hauptschlagader in die Mündung der hirnversorgenden Arterien vorgeschobenen wird. Durch das Aufdecken höhergradiger zerebraler Durchblutungsstörungen lassen sich häufig schwere Folgeerkrankungen verhindern.

Eine Katheteruntersuchung ist bei den heute zur Verfügung stehenden gut verträglichen Kontrastmitteln von verschwindend geringem Risiko und durch die hohe Genauigkeit der Röntgenbefunde von großer Aussagekraft.

Besteht der Verdacht auf eine embolisch bedingte Durchblutungsstörung des Gehirns, dann muss nach der Emboliequelle gesucht werden.

In der Regel bedeutet dies eine genauere Diagnostik am Herzen, unter Umständen einschließlich einer Herzkatheteruntersuchung, die ähnlich der Angiografie von der Leiste her mit einem Katheter zum Herzen hin durchgeführt wird.

Therapie und Rehabilitation des Schlaganfalles

Schlaganfall Behandlung

Die Behandlung des akuten Schlaganfalls sollte nach Möglichkeit immer in einer für dieses Krankheitsbild entsprechend ausgestatteten Krankenhausabteilung erfolgen.

Die Behandlung selbst ist weltweit sehr uneinheitlich; dies liegt vor allem daran, dass bislang für keines der zur Verfügung stehenden Medikamente ein sicherer Nutzen nachgewiesen werden konnte. Dieses kann sich jedoch jederzeit ändern. Besonders im Bereich der gerinnungshemmenden und der Gerinnsel auflösenden Medikamente laufen weltweit große Untersuchungen, mit deren Ergebnissen in den nächsten Jahren zu rechnen ist. Wichtig ist weiterhin, dass bei einem akuten Schlaganfall in der Regel nur innerhalb der ersten Stunden therapeutische Chancen bestehen, Größe und Schwere der Gehirnschädigung zu reduzieren, weshalb die oben erwähnte schnelle Einlieferung in eine entsprechende Krankenhausabteilung notwendig ist.

Bewiesen ist, dass durch die günstige Beeinflussung der Arteriosklerose und deren Risikofaktoren, durch Lebensstilveränderungen und Medikamente, den Blutdruck und die Blutfette senken, ein geringeres Fortschreiten von Durchblutungsstörungen des Gehirns erreicht wird.

Um ein Wiederauftreten von Durchblutungsstörungen des Gehirns zu verhindern, gibt es zwei Arzneigruppen, deren vorteilhafte Wirkung hier bewiesen ist. Es handelt sich dabei um die Thrombozytenaggregationshemmer vom Typ Aspirin (Acetylsalicylsäure) oder vom Typ Tiklyd (Tiklopidin). Letzteres weist eine noch geringere Nebenwirkungsrate als Aspirin auf. Besonders Magenschleimhautblutungen werden deutlich seltener beobachtet, allerdings sind häufigere Blutbildkontrollen wichtig.

Manchmal ergeben die diagnostischen Befunde, dass eine Gefäßoperation notwendig ist. Häufig handelt es sich um kleine und mit geringem Risiko behaftete Gefäßoperationen im Sinne einer Thrombendarteriektomie (Thrombus-Ausschäl-Operation in einer Arterie). Dabei werden hochgradige Gefäßeinengungen (Stenosen) herausgeschält und der dazu erforderliche Gefäßschlitz mittels eines Flickens (englisch Patch) verschlossen. Manchmal führt man auch eine Bypass-Operation durch (Schaffen eines künstlichen Umgehungskreislaufs um den eingeengten oder verschlossenen Gefäßabschnitt). In der Regel können diese Operationen nur an den arteriellen Gefäßen erfolgen, die außerhalb des Gehirnes (extrakraniell) liegen. Zunehmend führt man auch Ballondilatationen durch, bei denen mit einem aufblasbaren Ballon an einer Katheterspitze die Gefäßeinengung aufgedehnt wird. Diese Methode wird mit gutem Erfolg bei der Aufweitung von Herzkranzgefäßstenosen und von Engstellen in den Becken-Bein-Arterien eingesetzt.

Da häufig nach einem Schlaganfall Schäden, zum Beispiel Lähmungen, dauerhaft bestehen bleiben, ist es wichtig, dass der Patient lernt, trotz seiner Funktionseinschränkungen möglichst viele Alltagstätigkeiten selbständig auszuführen. Dies geschieht am besten im Rahmen eines mehrwöchigen stationären Aufenthaltes in neurologischen Fach- und Rehabilitationskliniken. Hier besteht ein umfassendes Trainigsangebot mit hochqualifizierten Therapeuten, die mit viel Geduld Funktionsabläufe einüben können. Bei guter Mitarbeit von Seiten der Patienten werden erstaunliche Erfolge erzielt, die große Bewegungs- und Freiräume für das Leben zu Hause und auch am Arbeitsplatz ermöglichen.

Jeder Patient mit bleibenden Ausfallserscheinungen nach einem Schlaganfall sollte einen stationären Aufenthalt in einer neurologischen Klinik im eigenen Interesse wahrnehmen. Sowohl Krankenkassen als auch Rentenversicherungsträger und Berufsgenossenschaften übernehmen hierfür die Kosten.

Diagnostik peripherer arterieller Durchblutungsstörungen

Untersuchungsmethoden **Neben der Aufnahme des Beschwerdebildes stellt die körperliche Untersuchung einen wichtigen Baustein in der Diagnostik der peripheren arteriellen Durchblutungsstörungen dar.**

Der Arzt tastet die Pulse an den Beinen und in der Leiste, also an den Stellen, wo die Arterien unter der Hautoberfläche verlaufen. Ist der Puls sehr schwach oder lässt er sich nicht ertasten, so muss vermutet werden, dass die entsprechende Arterie verstopft ist. Mit dem Stethoskop überprüft der Arzt die Arterien an diesen Stellen. Bei gesunden Arterien hört er keine Strömungsgeräusche, bei verstopften Gefäßen treten Fließgeräusche durch die begleitenden Blutverwirbelungen auf.

Die Bestimmung der Geh- oder Laufstrecke mit dem standardisierten Gehtest oder einem Laufbandergometer stellt auch heute noch einen wichtigen Funktionstest in der Diagnostik dar. Manchmal hilft dieser Test auch Venen- und Arterienschmerzen zu unterscheiden: Arterienschmerzen treten beim Laufen auf und lassen im Stehen nach; verschwinden Schmerzen beim Gehen oder Laufen und treten in Ruhe oder nach längerem Stehen auf, so muss man an einen Venenschmerz denken.

Die Ultraschalluntersuchung spielt beim Feststellen von Durchblutungsstörungen eine wichtige Rolle.

Ultraschall

In der Diagnostik von Durchblutungsstörungen der Beine hat der Ultraschall einen hohen Stellenwert gewonnen. Die Gefäßultraschalle sind für den Patienten ungefährlich, unbelastend und können jederzeit wiederholt werden.

Doppler-Untersuchungen

Die Gefäß-Ultraschall-Diagnostik der Becken-Bein-Arterien wird in der Regel in mehreren Ausführungen durchgeführt. Als einfache Methode hat sich die Hörbarmachung und Registrierung der Blutströmung einschließlich der Strömungsgeschwindigkeit bewährt, die auf dem Doppler-Prinzip beruht. Gleichzeitig kann mit dieser Untersuchung die Messung des systolischen Blutdruckes vorgenommen werden, wobei wie bei der Blutdruckmessung am Arm eine normale Blutdruckmanschette oberhalb der Messstelle am Bein angelegt wird.

Die Doppler-Untersuchungen werden mit einer Sonde durchgeführt, die einem Bleistift ähnlich dünn ist. Sie sendet Schallwellen in die Tiefe des Gewebes, die von den dortigen Strukturen reflektiert werden, um dann an der Oberfläche wieder von dieser Sonde wahrgenommen zu werden.

Ihr Arzt kann auch noch einfache Funktionstests durchführen. Dazu gehören bestimmte „Turnübungen", zum Beispiel Zehenstände oder in liegender Position Kreisungen des zur Zimmerdecke gerichteten Beines mit anschließendem schnellem Aufsetzen. Aus einer dabei auftretenden Schmerzsymptomatik oder Verfärbungen der Haut können Rückschlüsse auf das Ausmaß der Erkrankung gezogen werden.

Wie bei jeder Gefäßdiagnostik ist bei Verdacht auf eine höhergradige Durchblutungsstörung eine angiographische Untersuchung (Darstellung der krankhaft veränderten Gefäße mittels Kontrastmittel nach Gefäßpunktion) auch bei der peripheren arteriellen Durchblutungsstörung der Becken-Bein-Gefäße angezeigt.

In der Regel steht eine Angiographie am Ende des Untersuchungsganges.

Behandlung der arteriellen Durchblutungsstörungen

Maßnahmen **Wie bei allen arteriosklerotischen Gefäßerkrankungen, so muss auch bei der pAVK der Betroffene selbst aktiv etwas gegen das Fortschreiten seiner Erkrankung beziehungsweise zur Besserung seiner Krankheit tun.**

In der Behandlung der arteriellen Verschlußkrankheit ist die richtige Bewegungstherapie die entscheidende Maßnahme, um bestehende Beschwerden zu mildern und das Fortschreiten der Erkrankung zu stoppen.

Wichtige Maßnahmen bestehen in der Reduzierung der vorhandenen arteriosklerosefördernden Risikofaktoren, insbesondere Nikotinstop. Aber auch Bewegungstherapie ist sehr wichtig.

Medikamente

Neben der von Ihnen aktiv anzugehenden Reduzierung arteriosklerotischer Risikofaktoren (insbesondere Nikotinstopp) und der aktiven Bewegungsaufnahme (vor allem tägliches Geh- oder Lauftraining) kann bei Bestehen einer pAVK auch eine medikamentöse Therapie in Frage kommen. Es gibt bis heute kein Medikament, das verstopfte Beinarterien wieder durchgängig macht. Allerdings können Infusionen mit Prostaglandinen die Durchblutung verbessern. Auch gerinnungshemmende Mittel (die wir bereits bei Durchblutungsstörungen des Herzens oder des Kopfes kennen gelernt haben) wie Antikoagulantien (Marcumar) oder Thrombozytenaggregationshemmer (Aspirin) tragen zur Reduzierung weiterer Krankheitsfolgen bei, da sie die Gerinnselbildung bremsen.

Infektionen

Offene Wunden heilen in schlecht durchblutetem Gewebe nur sehr schwer oder gar nicht mehr. Deshalb ist eine sorgfältige Fuß-Hygiene als Vorbeugung für Infektionen sehr wichtig. Bei entsprechend fortgeschrittenen Durchblutungsstörungen ist das Tieflagern des erkrankten Beines wichtig, um Schmerzen zu lindern. Weiterhin muss das erkrankte Bein oder der erkrankte Fuß sorgsam vor Nässe und Auskühlung geschützt werden; dafür sind lockere, aber warm haltende Strümpfe geeignet. Kleidungsstücke und Schuhwerk dürfen auf keinen Fall einengend sein.

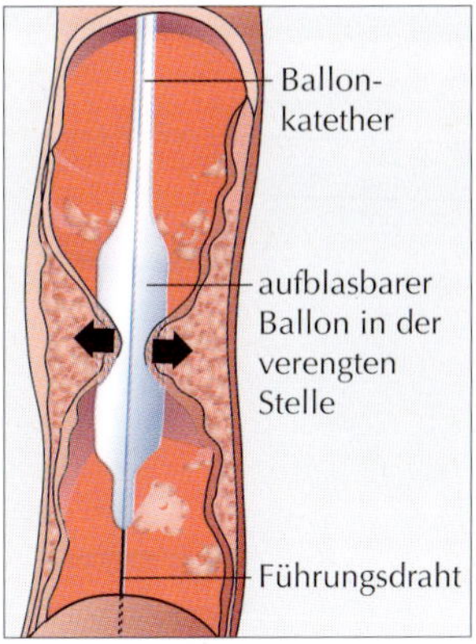

So funktioniert die Behandlung mit dem Ballonkatheter.

Ballonkatheter

So wie Herzkranzgefäße können auch verstopfte Bein- und Beckenarterien mit einem Ballonkatheter aufgeweitet werden, so dass das Blut besser fließen kann.

Verstopfte große Arterien des Beckens und der Oberschenkel und manchmal auch bis in den Unterschenkel hinein lassen sich mit Umgehungsadern überbrücken. Im Gegensatz zu den Umgehungsadern am Herzen können bei den großen Arterien des Beckens – und teilweise auch des Oberschenkels – Kunststoff-Adern verwendet werden. Bei kleineren Arterien haben sich die Kunststoff-Adern als Umgehung nicht bewährt. Bei Prothesen aus synthetischem Material ist das Risiko einer schnellen Verstopfung bei diesen kleineren Gefäßen sehr viel größer, als wenn man hier biologische Umgehungsbrücken (körpereigene Gefäße) verwendet; nur bei großem Gefäßquerschnitt erreicht der Blutfluss eine so günstige Strömung, dass ein Verschluss dieser künstlichen Ersatzgefäße nicht zu befürchten ist.

Trotz der großen Fortschritte in der Gefäßchirurgie lässt sich eine Amputation des Fußes oder eines Teils des Beins nicht immer verhindern.

Die Gefäßoperationen bzw. die Gefäßaufweitung mittels Ballonkatheter erreicht zwar eine Durchblutungsverbesserung in den Hauptgefäßen, nicht jedoch in den kleineren Gewebearterien mit den arteriosklerotischen Gefäßveränderungen. Durch die Mangeldurchblutung kommt es manchmal dort zum Absterben von Gewebezellen mit Vergiftungsgefahr und einer erhöhten Infektionsgefährdung für den Körper.

Richtige Bewegungstherapie bei pAVK

Bewegung

Bewegungs- und Sporttherapie kann jeder Gefäßkranke für sich allein oder in Gruppen durchführen. Wichtig ist, dass die Bewegungs- und Sporttherapie fachgerecht und konsequent (also täglich ein- bis zweimal ca. 30 Minuten) durchgeführt wird.

Die Bewegungstherapie lässt sich in Gehtraining und Heimtraining einteilen. Entsprechend ausgebildete Physio- oder Bewegungstherapeuten bringen den Betroffenen bei, wie die speziellen Übungen richtig durchgeführt werden.

Einem Patienten, der eine konsequente Bewegungstherapie betreibt, wird schon kurze Zeit nach Beginn des Trainings auffallen, dass er längere Strecken schmerzfrei laufen kann. Durch die spezielle Bewegungstherapie wird die Muskelarbeit wirtschaftlich, wodurch weniger Sauerstoff benötigt wird. Da Sauerstoffmangel der eigentliche Auslöser für die Schmerzsymptomatik ist, ist es leicht verständlich, dass die Beschwerden abnehmen. Zusätzlich bewirkt das Training, dass der Sauerstoff durch einen verbesserten Muskelstoffwechsel wirkungsvoller verarbeitet wird, und auch dies wiederum führt zur Abnahme der Missempfindungen beziehungsweise zu einer längeren schmerzfreien Gehstrecke. Weiter bewirkt die Bewegungstherapie eine Umverteilung der Durchblutung zu

Ihr Hausarzt oder Ihre Krankenkasse können Ihnen sicherlich Namen und Anschriften entsprechender Therapeuten bzw. von AVK-Selbsthilfegruppen in Ihrer Wohnortnähe nennen, wo Sie alles Notwendige erfahren und erlernen können.

den weniger durchbluteten Muskelabschnitten. Auch die Ausbildung von Umgehungskreisläufen, die sich um den verengten oder verschlossenen Gefäßabschnitt bilden, kann man beobachten.

Die Bewegungstherapie ist also eine genauso wichtige und konsequent durchzuführende Therapieart wie eine medikamentöse Behandlung, die auch nur in der richtigen Dosierung optimal wirkt. Gleichermaßen wie Medikamente in der Regel täglich eingenommen werden müssen (meist morgens und abends) sollte auch die Bewegungstherapie möglichst täglich sowohl als Heimtraining (ca. 15 Minuten), als auch Gehtraining (ca. 30 Minuten) durchgeführt werden. Wenn andere Begleiterkrankungen bestehen (etwa des Herzens), ist das ideale Gefäßtraining nicht immer möglich. Ihr Bewegungstherapeut oder Ihr Arzt können Ihnen dann Alternativen einer solchen Bewegungstherapie aufzeigen.

Heimtraining

Das Heimtraining ist ein gymnastisches Übungsprogramm, das Aufwärm-, Koordinations-, Beweglichkeits-, Ausdauer- und Entspannungsübungen umfasst. Dieses Programm wird in der Regel in einem Innenraum durchgeführt, wobei Sie jedoch für ausreichende Frischluftzufuhr sorgen sollten.

Gehtraining

Das Gehtraining ist die wirkungsvollste bewegungstherapeutische Methode zur Verbesserung peripherer arterieller Durchblutungsstörungen. Untersuchungen haben gezeigt, dass bei konsequentem Training die Gehstrecke sogar auf mehr als das Doppelte innerhalb kurzer Zeit gesteigert werden kann. Tägliches Gehtraining können Sie überall durchführen, am günstigsten ist jedoch ein möglichst natürlicher Boden.

Vor Beginn eines entsprechenden Gehtrainings empfiehlt es sich, mit einem Bewegungstherapeuten Ihre Gehtechnik bzw. Ihren Bewegungsablauf überprüfen zu lassen.

Diagnostik oberflächlicher und tiefer Venenerkrankungen

Diagnose der Erkrankungen

Wenn Sie wegen des Verdachtes auf ein Venenleiden Ihren Arzt aufsuchen, so wird dieser zunächst Fragen zur Krankengeschichte stellen.

Der Arzt wird in der Regel fragen, ob innerhalb Ihrer Familie Venenerkrankungen bekannt sind, ob es bei längerem Stehen zu einer Verstärkung der Beschwerden in den Beinen mit Spannungs- und Schweregefühl kommt, ob die Schmerzen bei Hochlagerung der Beine abnehmen, ob Sie bereits früher Venenentzündungen oder eine Thrombose gehabt haben und ob frühere Behandlungen wegen Venenerkrankungen erforderlich waren. Bei Frauen wird auch nach Schwangerschaften gefragt.

Als Nächstes werden Ihre Beine beurteilt, um Zirkulationsstörungen im venösen System festzustellen. Häufig sind auch apparative Untersuchungen erforderlich. Besonders die **Ultraschalluntersuchungen** mittels Dopplersonde, bildlicher Darstellung in Schwarzweiß und in Farbe, geben genaue Auskünfte über den Funktionszustand der untersuchten Venen.

Diese Ultraschalluntersuchungen sind völlig schmerzlos und für den Patienten nicht belastend.

Weitere Untersuchungsmethoden sind die Lichtreflexrheographie und die Verschluss-Plethysmographie. Ähnlich wie die Angiographie der Arterien die sicherste Methode zur Erkennung von Veränderungen ist, stellt die **Phlebographie** mit Röntgenkontrastmittel-Darstellung der Venen heute die beste Methode zur Erfassung venöser Erkrankungen dar.

Therapie oberflächlicher und tiefer Venenerkrankungen

Behandlung der Erkrankungen

Besonders bei Krampfaderleiden mit der Gefahr der Ausbreitung kommt als therapeutisches Prinzip eine Ausschaltung der veränderten Venen in Frage. Die gebräuchlichste Methode ist die Verödung.

Bei diesem Verfahren wird ein Verödungsmittel in die betroffene Vene gespritzt, wodurch es zur Verklebung der Krampfaderwände kommt, so dass kein Blut mehr fließen kann. Später verwachsen die Venenwände zu einer Art Bindegewebe. Mit der **Venenverödung** sind kaum Risiken behaftet, der langfristige Erfolg kann jedoch unterschiedlich ausfallen.

Krampfadern lassen sich auch operativ entfernen. Vor allem an den Beinen werden die Vena saphena magna (große Rosenkranzvene) und Vena saphena parva (kleine Rosenkranzvene) häufig mit der **Stripping-Technik** behandelt. Dabei werden die erkrankten Venen mit einer Sonde über einen kleinen Hautschnitt herausgezogen. In der Regel werden die Krampfader-Operationen ambulant durchgeführt oder sind mit nur kurzem Krankenhausaufenthalt (2–3 Tage) verbunden.

Neben den beiden genannten Verfahren hat die Anwendung von Kompressionsverbänden und -strümpfen in der Behandlung von Krampfadern einen hohen therapeutischen Stellenwert. Die **Kompressionstherapie** wird auch als Ergänzung zu den eben beschrie-

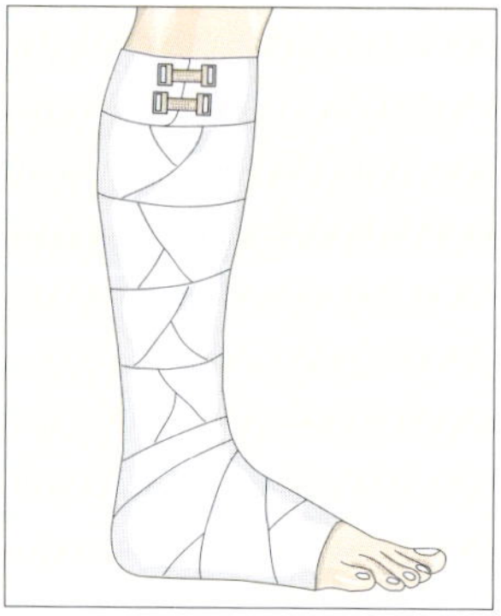

So sieht ein Kompressionsverband aus.

benen Therapieverfahren durchgeführt. Ziel der Kompressionsverbände und -strümpfe ist die Verbesserung des venösen Blutabflusses. Ein weiteres Ziel ist die Vorbeugung zusätzlicher Venenerkrankungen beziehungsweise die Verlangsamung eines bereits begonnenen venösen Erkankungsprozesses. Ein **Kompressionsverband** dient vor allem zum Entstauen des „dicken Beines" (bei chronischer Venen- oder Lymphstauung) sowie bei der Behandlung des „offenen Beines" und der Venenentzündung. Der **Kompressionsstrumpf** kommt nach der Entstauung zum Einsatz und dient primär der Langzeitbehandlung. Der Kompressionsstrumpf muss straff sitzen und sollte morgens vor dem Aufstehen auf das über Nacht abgeschwollene Bein gezogen werden. Er wird bei leichten Stauungsbeschwerden eingesetzt und muss genau angepasst werden. Für Frauen sind Kompressionsstrumpfhosen von Vorteil, weil die Gefahr von Einschnürungen geringer ist.

Bewegung und Medikamente

Neueste wissenschaftliche Untersuchungen aus Österreich zeigen, dass auch bei der tiefen Venenthrombose strikte Bettruhe wegen der dadurch deutlich erhöhten Thrombosegefährdung keinen Vorteil bringt.

Neben der Kompressionsbehandlung ist bei allen Venenleiden die Bewegungstherapie von grundlegender Bedeutung. Dies gilt heute besonders für oberflächliche Venenentzündungen, da hierdurch das Thromboserisiko erheblich verringert wird.

Die **tiefe Venenthrombose** ist gut medikamentös behandelbar, wenn sie frühzeitig, also innerhalb der ersten Tage nach Krankheitsbeginn, einer Thrombolysetherapie zugeführt wird. Bei dieser Therapie werden Medikamente verabreicht, die das frische Blutgerinnsel auflösen und dadurch die Venen wieder durchgängig machen. Allerdings müssen vor Lysebeginn gewisse Einschränkungen beachtet werden. Zum Beispiel darf bei Magen- oder Darmgeschwüren diese Therapie nicht angewandt werden. Wenn der Krankheitsbeginn länger zurückliegt, so dass eine Thrombolysetherapie keine Aussicht auf Erfolg hätte, wird eine Behandlung mit Antikoagulantien (Heparinspritzen, Marcumartabletten) durchgeführt. Diese Medikamente verringern die Gerinnungsfähigkeit des Blutes und verhindern die Bildung neuer Blutgerinnsel. Die bereits vorhandenen Thromben können aber nicht mehr aufgelöst werden.

Ist bei einer tiefen Venenthrombose eine Thrombolysetherapie nicht möglich, so kann vor allem im Becken- oder Oberschenkelbereich die operative Entfernung mittels Spezial-Ballonkatheter erfolgen. Es handelt sich hier um einen kleinen operativen Eingriff.

Bei **oberflächlichen Venenthrombosen** steht wiederum die Kompressionstherapie im Vordergrund.

Das **postthrombotische Syndrom** ist der Folge- beziehungsweise der Endzustand eines chronischen Venenleidens nach einer tiefen Venenthrombose. Die wichtigsten Behandlungsmaßnahmen sind das lebenslange Tragen eines Kompressionsverbandes oder -strumpfes in Verbindung mit einem täglichen Bewegungs- und Krankengymnastikprogramm.

Auch bei der Behandlung des offenen Beines sind Kompressionstherapie und Bewegung heute die wichtigsten therapeutischen Ansätze. Manchmal lässt sich aber eine Amputation wegen der Vergiftungsgefahr für den Körper nicht vermeiden.

Welcher Stellenwert haben Venenmittel?

Zu den am meisten verwendeten Inhaltsstoffen gehören heute venentonisierende Medikamente (zum Beispiel das Mutterkornalkaloid Dihydroergotamin), Rosskastanienextrakte und Entwässerungsmittel. Diese Medikamente zeigen nur geringe Effekte, manchmal sind die Nebenwirkungen nachteiliger als die gewünschte Wirkung. Entwässerungsmittel können eine gute ausschwemmende Wirkung zeigen und die Wasserausscheidung fördern, aber es kann auch zu einer Eindickung des Blutes mit Gerinnselbildung und zu einem Verlust an Mineralstoffen kommen. Deshalb dürfen diese Mittel nur unter ärztlicher Kontrolle eingenommen werden.

Venenmedikamente sind keine Alternative zu einer Kompressionsbehandlung in Verbindung mit der richtigen Bewegungstherapie und Gymnastik. Die Medikamente können allenfalls zusätzlich eingesetzt werden.

Wichtige zusätzliche Maßnahmen bei Venenleiden für den Alltag

Zusätzliche Maßnahmen

Jeder Mensch hat die Chance, aktiv seine Gesundheit zu beeinflussen und Erkrankungen vorzubeugen. Wie für Herz- und arterielle Gefäßkrankheiten aufgeführt, gilt auch für Venenleiden: Vorbeugen ist besser als heilen.

Nur ca. 20 % der Venenkranken befinden sich in der notwendigen ständigen ärztlichen Behandlung. Über ein Drittel der Patienten, die sich wegen einer chronischen Venenerkrankung in ärztlicher Behandlung befinden, brechen diese jedoch vorzeitig wieder ab, weil es ihnen zu mühsam erscheint, die Therapiemaßnahmen dauerhaft wahrzunehmen, und weil sie sich der lebensgefährdenden Komplikationen, zu denen das Venenleiden führen kann, nicht bewusst sind.

Vorbeugen und Nachsorge bedeutet auch, dass bei einmal eingetretenen Venenleiden durch aktives Mitwirken eine Verschlimmerung der Erkrankung verhindert oder zumindest verlangsamt werden kann. Es gibt eine lange Liste von Empfehlungen für die Vorbeugung und Nachsorge von Venenleiden. Alle diese Ratschläge haben mehr oder weniger gemeinsam, dass sie den täglichen persönlichen Einsatz erfordern und häufig Verzicht auf lieb gewordene, aber falsche Lebensgewohnheiten verlangen. Wie bei den Herz- und arteriellen Gefäßkrankheiten wird eine Besserung der Venenerkrankungen viel weniger durch die ärztliche Betreuung, die trotzdem regelmäßig erfolgen sollte, als vielmehr durch die von Ihnen aktiv durchgeführten Maßnahmen bestimmt.

Eine aktive Maßnahme bei Venenleiden ist für Gefährdete und Erkrankte besonders die Venengymnastik sowie das Gehen (Laufen) oder Venenwalking. Lediglich in der akuten Erkrankungsphase sollten Sie darauf verzichten beziehungsweise mit Ihrem Arzt Rücksprache halten. Gleichermaßen wie für Patienten mit einer arteriellen Verschlusskrankheit der Beine gilt auch für Patienten mit Venenleiden die Regel: „Der beste Weg zur Gesundheit ist der tägliche mehrmalige Fußweg“ oder „lieber länger laufen“.

Beim Schwimmen im Meer ist der Wasserdruck auf die Beine infolge des Salzgehaltes noch vorteilhafter als der des Süßwassers. Patienten mit Venenleiden sollten dies z. B. bei der Urlaubsplanung beachten.

Schwimmen ist für Venenkranke besonders geeignet. Alle Muskeln arbeiten hier in günstiger Lage, nämlich in Herzebene und Schwerelosigkeit. Allerdings kann es wenige andere Begleiterkrankungen geben (wie etwa eine schwere Herzinsuffizienz), die das Schwimmen mit Vorsicht und erst nach ärztlicher Rücksprache erlauben.

Langes Stehen und Sitzen sollte vermieden werden. Beim Stehen werden die Beinmuskeln entspannt, die Venen erweitert und zur Überfüllung bereit, der Pumpmechanismus der Wadenmuskulatur für den Rückfluss setzt aus.

Eine gewisse Entlastung bringt das Beinehochlagern, zusätzlich sollten Venenkranke und Gefährdete leichte Kompressionsstrümpfe tragen.

Bei Venenerkrankungen ist Übergewicht von Nachteil. Wer zu viel Pfunde mit sich herumschleppt, belastet die Beine unnötig und hat abends als Ausdruck von Zirkulationsstörungen meist Ödeme. Besonders wichtig ist auch geeignete Kleidung. Kleidungsstücke dürfen weder einengen noch abschnüren und sollten genügend Bewegungsfreiheit lassen. Auf fußgerechtes bequemes Schuhwerk ist ebenfalls zu achten.

Eine starke Wärmeeinwirkung auf die Beine ist für Venenkranke und -gefährdete ungeeignet. Dies gilt zum Beispiel für warme Fuß- und Wannenbäder, Heizkissen oder auch Warmluftgebläse im Auto. Die trockene Wärme eines kurzen Saunaganges mit nachfolgender intensiver Abkühlung ist dagegen möglich.

Bewährt haben sich Wechselgüsse, bei denen kurze Warmwasser-Anwendungen von einem kalten Guss gefolgt werden und so einen wirksamen Gefäßtrainingsreiz darstellen. Die Venenwand wird dadurch angespannt, und ihre Kraft erhöht sich.

Methoden aus dem Bereich der Naturheilverfahren helfen bei Venenleiden und „schweren Beinen“ häufig erstaunlich gut. Insbesondere gilt dies für die Homöopathie, Phytotherapie, Akupressur und Wickel.

Blutgerinnungshemmende Therapien bei Gefäßerkrankungen

Gerinnungshemmer

Das Prinzip einer gerinnungshemmenden Therapie besteht darin, durch Einsatz geeigneter Medikamente die Blutgerinnung zu verzögern und so die Thrombose- oder Emboliegefahr deutlich zu vermindern.

Die Blutgerinnung wird durch zwei Komponenten, die im Wechselspiel zueinander stehen, geregelt: Auf der einen Seite stehen die Gerinnungsfaktoren (eiweißhaltige Substanzen), auf der anderen Seite die Blutplättchen (kleine Blutkörperchen, die auch Thrombozyten genannt werden). Als Hauptvertreter der über die Gerinnungsfaktoren einwirkenden Gerinnungshemmer werden heute Heparin und Marcumar (**Antikoagulanzien**) verordnet; als Hauptvertreter der über die Blutplättchen einwirkenden Gerinnungshemmer (**Thrombozytenaggregationshemmer**) wird Aspirin (Acetylsalicylsäure) verordnet, zunehmend aber auch Tiklyd (Tiklopidin).

Eine gerinnungshemmende Therapie bedeutet, dass die Blutgerinnung herabgesetzt, aber nie völlig aufgehoben wird. Bei richtiger Dosierung gerinnungshemmender Medikamente ist die Sorge bezüglich eines erhöhten Blutungsrisikos aufgrund der verminderten Blutgerinnung nicht begründet; Voraussetzung ist jedoch hier, dass Sie sich sorgfältig an die ärztlichen Anweisungen beziehungsweise Empfehlungen halten.

Es gibt in Deutschland immer mehr Menschen (bereits über 1 Million), die aufgrund eines Krankheitszustandes mit erhöhter Thrombose- und Emboliegefährdung gerinnungshemmende Medikamente über einen längeren Zeitraum (mehrere Monate) oder sogar lebenslänglich einnehmen müssen.

Aspirin

In den letzten Jahrzehnten wird Aspirin sehr erfolgreich bei Patienten mit arteriosklerotischen Gefäßveränderungen zur Vorbeugung von Gefäßerkrankungen in einer therapeutischen Dosis von 100–300 mg eingesetzt. Aber auch nach Bypass-Operationen an den Herzkranzarterien oder an anderen Arterien sowie nach gefäßeröffnenden oder aufweitenden Katheterverfahren wird Aspirin mit großem Erfolg eingesetzt. Trotz der Nebenwirkungen haben Studien gezeigt, dass bei Einnahme von Aspirin eine Verbesserung der Lebensprognose zu erwarten ist. Darüber hinaus hat Aspirin gegenüber den Antikoagulanzien den Vorteil, dass keine besonderen Laborkontrollen hinsichtlich seiner gerinnungshemmenden Wirkung nötig sind.

Wegen gelegentlicher Nebenwirkungen (Entzündungen der Magenschleimhaut mit in der Regel leichten Magenblutungen, Allergien und Auslösen eines Asthmaanfalls bei Asthmatikern) sollte Aspirin nur dann eingenommen werden, wenn diese Krankheiten nicht vorliegen.

Heparin

Heparin ist ein gerinnungshemmendes Medikament, das nicht in Tablettenform eingenommen werden kann, da keine Resorption über den Magen-Darm-Trakt erfolgt; es muss durch Injektion unter die Haut oder über die Vene verabreicht werden. Heparin wird immer dann eingesetzt, wenn eine schnelle Gerinnungshemmung bei akuten Erkrankungen wie der Lungenembolie oder der tiefen Venenthrombose erreicht werden soll.

Marcumar

Wenn eine Thrombosebehandlung mit Heparin abgeschlossen ist, wird oft auf ein oral einnehmbares Antikoagulanz in Tablettenform (z. B. Marcumar Warfarin, Sintrom) umgestellt. Bei einer Marcumar-Einnahme sind regelmäßige Laboruntersuchungen erforderlich, bei denen meist mit der Quick-Methode der therapeutische Bereich der Gerinnungshemmung überprüft und die Dosierung des Medikamentes festgelegt werden.

Die ermittelten Quickwerte und die Dosierung müssen vom Arzt oder von Ihnen selbst in einem Ausweis festgehalten werden; diesen Ausweis sollten Sie stets bei sich tragen, weil die darin aufgeführten Werte z. B. nach Unfällen mit größeren Blutungen für die weitere Behandlung entscheidend sein können.

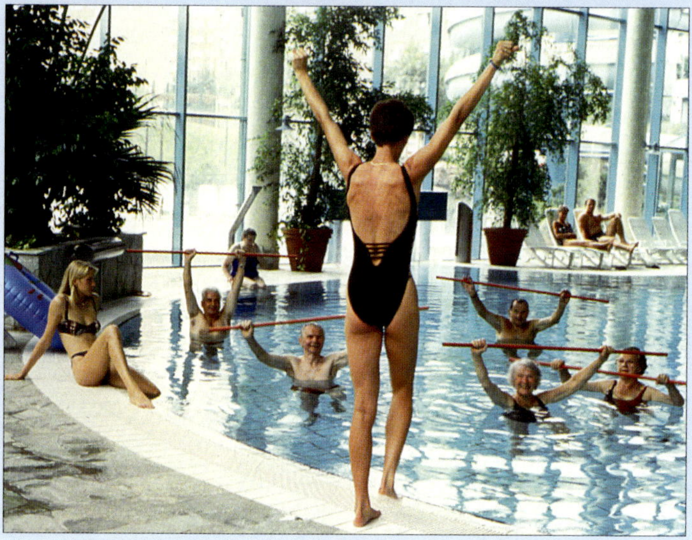

Was kann ich selbst tun?

Sie können als Patient mit einer Gefäßerkrankung – sowohl im arteriellen als auch im venösen Gefäßsystem – Ihre Gesundheit entscheidend selbst beeinflussen. In der Regel sogar viel stärker, als Sie glauben, und mehr als alle Ärzte zusammen.

Auf einige Chancen und Möglichkeiten soll in diesem Kapitel eingegangen werden.

Ein neues Hobby für Sie: Gesundheit praktizieren

Hobby

Es sollte eigentlich selbstverständlich sein, dass bei allen Krankheiten, insbesondere bei den in diesem Buch behandelten Gefäßleiden, es um die Erlangung eines bestmöglichen Gesundheitszustandes geht, letztlich um Ihre Gesundheit.

Ihre Gesundheit bestimmt entscheidend die Qualität und die Dauer Ihres Lebens. Wir Ärzte können Sie über Ihre Gefäßerkrankung gründlich informieren und Sie als Patienten verständnisvoll betreuen, aber die Umsetzung der ärztlichen Empfehlungen kann nur durch Sie selbst erfolgen.

Die Lebensweise, die Sie sich als Gefäßpatient in Zukunft angewöhnen sollen, ist einfach eine gute Lebensweise, die so gestaltet werden soll, dass sie auch für jeden gesunden Menschen „gesund" ist. Wichtig ist, über Gesundheit nicht nur zu lesen und zu diskutieren, sondern sie zu praktizieren. Ein erster Schritt ist das Akzeptieren Ihrer Gefäßerkrankung als ein chronisches Leiden. Hieraus ergibt sich die Notwendigkeit, dass in der Regel lebenslang eine Behandlung und die Anpassung Ihres Lebensstils notwendig sind. In diesem Buch wird entsprechend darauf eingegangen. Wenn Sie Ihre Gefäßkrankheit aufgrund der eben erwähnten Einsicht akzeptieren (gleichermaßen wie Sie sich mit Ihrer Brille oder Ihrer Zahnprothese angefreundet haben), dann sind Sie schon auf dem besten Wege, ein gelassenes Ver-

Viele Patienten mit Gefäßkrankheiten haben bereits in vorbildlicher Weise gezeigt, dass eine Lebensstilveränderung möglich und nichts Unrealistisches ist und dass Sie dabei weder zum Gesundheitsapostel noch zum Spielverderber werden müssen.

hältnis zu Ihrer Gefäßerkrankung zu gewinnen. Sie brauchen dann weder in unnötiger Angst vor den Folgekrankheiten und den Risiken zu leben noch Ihre Erkrankung zu verdrängen.

Gesundheit praktizieren heißt weiter, Ihre Lebensweise dem Gefäßleiden anzupassen. Dies geht nur mit Selbstdisziplin. Hierzu gehört z. B. die genaue Einnahme der von Ihrem Arzt verschriebenen Medikamente. Genauso wichtig ist eine Umstellung der Ernährung, wenn ernährungsbedingte Risikofaktoren korrigiert werden sollen. Weiterhin gehört hierzu die regelmäßige und wohl dosierte Bewegung. Aber auch Maßnahmen in Zusammenhang mit Arbeit und Beruf sowie Urlaub und Freizeit sind wesentlich. Zu allen diesen Bereichen finden Sie in diesem Kapitel Hinweise, ferner noch zu vielen anderen Punkten, die im Alltagsleben zu berücksichtigen sind.

Jeder Mensch hat im Allgemeinen ein oder mehrere Hobbys, die ihm wichtig sind, die er pflegt, für die er bereit ist, Geld auszugeben und viel Zeit zu opfern. Haben Sie einmal nachgedacht, dass Sie Gesundheit auch als Hobby betreiben können?

Gesundheit bewusst werden lassen und Gesundheit praktizieren sollte auch eine Überprüfung der für Sie wichtigen Lebensideale, Ziele, Vorstellungen und Wertmaßstäbe beinhalten. Sie sollten sich kritisch fragen, ob die berufliche Betriebsamkeit und Hektik wirklich für Sie erforderlich und lebensnotwendig sind. Bringt der durch Mehrarbeit erzielte finanzielle Gewinn oder persönliche „Ruhm“ wirklich ein Mehr an Lebensglück? Oftmals gelingt es Ihnen, ein glücklicheres und bewussteres Leben zu führen, wenn Sie Abschied von früheren, Sie gesundheitlich belastenden Gewohnheiten nehmen. Ihr Körper, Ihre Seele und Ihre nächsten Mitmenschen werden es Ihnen danken.

Sie werden schnell erleben, wie Ihr neues Hobby, also Gesundheit praktizieren, Ihre Lebensqualität verbessert und Ihre Lebensfreude vergrößert.

Ernährungs-veränderungen

Ernährung

Viele Patienten mit bereits bestehenden oder beginnenden Gefäßerkrankungen können durch eine Ernährungsumstellung entscheidend dazu beitragen, dass sich das Fortschreiten der Erkrankung deutlich verlangsamt oder sogar zum Stillstand kommt.

Dies gilt besonders für alle Patienten, bei denen eine Fettstoffwechselstörung, ein Diabetes mellitus, ein Bluthochdruck, Übergewicht oder erhöhte Harnsäurewerte, einzeln oder mehrere gleichzeitig, vorliegen. Einige allgemeine Ernährungsregeln gelten für alle Patienten, die unter den eben genannten Stoffwechselstörungen leiden.

Gewichtsreduzierung

Wenn Sie Ihr Gewicht reduzieren, geraten Sie bei körperlichen Belastungen nicht mehr so schnell in Atemnot. Zusätzlich lassen die Gelenkbeschwerden durch die abnehmende Gewichtsbelastung im Laufe der Zeit erheblich nach.

Die wichtigste Maßnahme bei übergewichtigen Patienten ist nach wie vor die Gewichtsreduzierung bis zum Erreichen des Normalgewichtes.

Durch die Gewichtsabnahme allein lassen sich viele Risikofaktoren für arteriosklerotische und venöse Gefäßkrankheiten vermindern und die allgemeine Lebensprognose verbessern. Im Allgemeinen geht mit der Abnahme des Körpergewichtes auch eine Verbesserung der Lebensqualität einher. Die Lungen können sich besser entfalten, wenn sie durch den „Bauchspeck“ vom Zwerchfell weniger zusammengedrückt werden. Eine „schnelle“ Gewichtsabnahme hat sich bei den meisten Menschen nicht bewährt. Es fehlt dem Organismus die Zeit, sich dem niedrigeren Körpergewicht anzupassen, wodurch oftmals vermehrt subjektive Missempfindungen, Beschwerden und manchmal auch verschiedenartige Erkrankungen auftreten können. Hierdurch wird auch keine langfristige Änderung der Essgewohnheiten erzielt.

Für die meisten Menschen ist eine „langsame“ Gewichtsreduktion aussichtsreicher, weil dabei auch die alten Essgewohnheiten überdacht werden können und auch eine neue, gesündere Lebensweise erlernt werden kann. Der Organismus hat hier genügend Zeit, sich an das geringer werdende Körpergewicht zu gewöhnen. Unerwünschte Begleiterscheinungen treten meist nicht oder allenfalls in geringem Maße auf.

Diese neuen Ernährungsgewohnheiten sollten Sie nach erfolgreicher Gewichtsreduktion lebenslang beibehalten, damit Sie nie mehr ernsthafte Gewichtsprobleme bekommen.

Wie sieht gesunde Ernährung aus?

Der Fettanteil Ihrer täglichen Nahrung sollte nach Empfehlungen der deutschen und der amerikanischen Gesellschaft für Ernährung nicht über 30 % liegen. Bei Vorliegen von Fettstoffwechselstörungen wäre sogar weniger oder eine vegetarische Ernährung günstig. Weiterhin sollten „gesättigte“ Fettsäuren durch „ungesättigte“ oder noch besser durch „mehrfach ungesättigte“ Fettsäuren ersetzt werden.

Vergessen Sie nicht, auf „versteckte Fette“ zu achten. Diese kommen z. B. in Nahrungsmitteln wie Nüssen, Schlagsahne, Fischen wie Aal oder Lachs, in Mettwurst, usw. in einem erstaunlich hohen Prozentsatz vor.

Beschränken Sie auch Ihre tägliche Kohlenhydratzufuhr. Diese sollte 40–50 % der Gesamtkalorien nicht überschreiten. Denken Sie daran, dass Kohlenhydrate auch in allen mit Zucker gesüßten Getränken und im Alkohol enthalten sind. Überflüssige Kohlenhydrate werden vom Organismus in Depotfett umgewandelt und sind somit Dickmacher.

Zu einer gesunden Ernährung gehören frisches Gemüse, Salate, sowie die verschiedensten Obstsorten. Spezielle salzarme Vollkornbrote bieten sich ebenfalls an.

Der Eiweißanteil an der Ernährung sollte bei etwa 30 % der Gesamtkalorien liegen. Bevorzugen Sie magere Eiweißträger, wie entrahmte Milch, Magerquark, Frischkäse oder Molke.

Richtiges Essverhalten

Wiegen Sie sich möglichst täglich, vor dem Frühstück, und notieren Sie Ihr Gewicht.

Bei zu erwartenden bzw. nicht zu umgehenden größeren Mahlzeiten (Geburtstag, Party, Arbeitsessen, usw.) legen Sie am besten zuvor und eventuell am Tage danach einen Diättag ein, an dem Sie nur Obst, Rohkost oder Saft zu sich nehmen.

Essen Sie langsam, zu festgesetzten Zeiten und nur an bestimmten Plätzen, ohne Ablenkung wie Fernseher oder Zeitung. Mehrere kleine Portionen sind sättigender als drei große Mahlzeiten.

Auch wenn Sie mit der Gewichtsabnahme unzufrieden sind, lassen Sie sich nicht entmutigen und essen Sie kalorienbewusst weiter. Es kommt immer wieder zu individuellen Gewichtsschwankungen, trotz Einhaltung Ihrer Diät. Der Stoffwechsel-, Wasser- und Hormonhaushalt müssen sich auf das geringere Gewicht umstellen und anpassen. Während dieser Umstellungsphase kann es über mehrere Tage zu einem Gewichtsstillstand oder sogar zur Gewichtszunahme kommen.

Beim Kochen sollten Sie möglichst sparsam Salz verwenden und stattdessen Kräuter und Gewürze als Kochsalzersatzmittel benutzen. Auch Diätsalze, die in Apotheken und Reformhäusern erhältlich sind, stellen eine Alternative dar.

Berücksichtigen Sie bei Ihrer kalorienreduzierten Ernährung auch die Kalorien, die in den Getränken enthalten sind. Versuchen Sie die täglich empfohlene Flüssigkeitsmenge von ca. 2 Litern in Form kalorienarmer Getränke zuzuführen.

Besonders bei Vorliegen eines Bluthochdruckes sollten salzhaltige Speisen grundsätzlich gemieden werden. Viele Menschen glauben, dass ohne Salz die Mahlzeiten fade schmecken. Frische, getrocknete oder tiefgefrorene

Kräuter können den Geschmacksverlust ausgleichen. Auch Gewürze wie Kümmel, Lorbeer, Muskat, Majoran, Paprika, Pfeffer, frischer Meerrettich oder reines Tomatenmark verfeinern die Speisen.

Fisch

Der Verzehr von Seefischen mehrmals pro Woche ist empfehlenswert. Seefische haben nämlich einen hohen Anteil an ungesättigten Fettsäuren, vor allem die Omega-3- und Omega-6-Fettsäuren, die eine günstige Wirkung auf Lipidsenkung, Gerinnung und die Fließeigenschaften des Blutes aufweisen. Die im Handel befindlichen Fischöl-Kapseln enthalten diese Omega-Fettsäuren in höherer Konzentration. Allerdings scheinen die Fischöl-Kapseln erst dann zu wirken, wenn eine größere Anzahl (15–20 Kapseln) pro Tag eingenommen wird.

Sowohl für das Fischöl als auch für den Knoblauch gilt, dass ihre Wirkmechanismen noch nicht vollständig aufgeklärt sind. Sie haben jedoch keine nachteiligen Folgen, so dass ihre Stoffwechselwirkung individuell ausprobiert werden kann.

Knoblauch

Auch Knoblauch hat günstige Auswirkungen auf die Blutgerinnung, so dass sich weniger Gerinnsel bilden, die arteriosklerotisch veränderte Gefäße verstopfen können. Dafür muss Knoblauch aber auch in höheren Mengen genommen werden.

Vitamine und Ballaststoffe

Bis heute ist nicht geklärt, auf welche Weise Vitamine das Risiko für Herz- und Gefäßerkrankungen verringern. In Frage kommen dabei die Vitamine C, E und die Vitamin-A-Vorstufen. Nahrungsmittel, die reich an Pflanzenfasern sind, insbesondere Haferkleie, Obst und Gemüse, zeigen bei täglicher Aufnahme einen cholesterinsenkenden Effekt. Es handelt sich um Ballaststoffe, also Substanzen, die stark quellen, im menschlichen Darm nicht verdaut werden können und die Fette abtransportieren helfen.

Auch Walnüsse und Haferflocken senken den Cholesterinspiegel.

Nikotinverzicht

Zigaretten **Umfragen belegen, dass die überwiegende Zahl der Zigarettenraucher darüber informiert ist, dass Rauchen schwere Herz-Kreislauf-Erkrankungen und Schäden an anderen Organen (z. B. Lunge, Magen) zur Folge hat.**

Trotz dieses Wissens raucht der Betroffene weiter. Zunächst geben sich viele Menschen der Illusion hin, dass die nachteiligen Auswirkungen des Zigarettenrauchens nur die anderen, nicht sie selbst treffen würden. Andere geben sich dem Glauben hin, jederzeit aufhören zu können, wenn sie es wollten. Leider werden viele Raucher dieser Illusionen „beraubt", wenn sie eine ernsthafte Erkrankung erleben müssen. Wird eine solche ernste Krankheit wie Herzinfarkt, Schlaganfall oder Beinamputation im Akutstadium überlebt, sind viele Raucher bereit, sich von den Zigaretten zu trennen. Sinnvoller wäre es natürlich, es gar nicht so weit kommen zu lassen! Es empfiehlt sich daher, die Willenskraft zum Einstellen des Zigarettenrauchens wohl überlegt und gründlich aufzubauen. Untersuchungen haben gezeigt, dass es dann viel leichter gelingt, Exraucher zu werden.

Das Rauchen aufgeben kann jeder. Es kommt nur darauf an, genug Willenskraft zu haben.

Wie motiviert man sich zum Nichtrauchen?

Es muss „lohnenswert" sein, Nichtraucher zu werden. Einige wichtige persönliche Gründe, um Nichtraucher zu werden, können sein:

- ich fühle mich gesundheitlich wohler (habe keinen Raucherhusten mehr, meine persönliche Leistungsfähigkeit hat sich erhöht);

- die Arteriosklerose meiner Gefäße wird günstig beeinflusst, so dass das Auftreten schwerer Folgeerkrankungen weniger wahrscheinlich wird;
- meine Lebenserwartung wird höher;
- die Gefahr bösartiger Erkrankungen nimmt ab (z. B. Lungen-, Magen-, Blasenkrebs);
- es verbessern sich die sozialen Kontakte zu meinen Mitmenschen, vor allem den Nichtrauchern;
- es lässt sich außerdem eine Menge Geld einsparen.

Wie hört man mit dem Rauchen auf?

Es gibt mehrere Wege, mit dem Zigarettenrauchen erfolgreich aufzuhören. Einige wurden zu Exrauchern, indem sie schrittweise den Zigarettenkonsum auf Null reduziert haben. Andere kamen mit der Schlusspunkt-Methode zum Erfolg, bei der das Rauchen von heute auf morgen vollständig eingestellt wird. Welche Methode die bessere ist, muss jeder für sich selbst herausfinden.

Um einen langfristigen Erfolg zu erzielen, sollte als Unterstützung z. B. ein Nichtrauchertraining in der Gruppe oder als Einzelgespräch gewählt werden. Meist können dabei verhaltenstherapeutische Zusammenhänge aufgedeckt werden, die den Raucher immer wieder zu seiner Zigarette greifen lassen. Erst wenn Verhaltensänderungen möglich sind, gelingt es langfristig, das Nichtrauchen einzuhalten. Gerade Stress-Situationen im Alltag verführen immer wieder zum Rückfall in das Zigarettenrauchen. Durch Analyse und Erlernen von neuen Umgangsweisen mit diesen Belastungen kann dann auch eine andere Einstellung zum Rauchen im Sinne des Nichtrauchens aufgebaut werden.

Alle Unterstützungsmaßnahmen ersetzen letztlich nicht den eigenen festen Willen, das Rauchen aufzugeben.

Zur Überbrückung können auch Nikotinkaugummis oder Nikotinpflaster eingesetzt werden. Auch Akupunktur und Hypnose sowie autogenes Training haben im Einzelfall weitergeholfen.

Richtige Bewegung

Sport

Körperliche Inaktivität gehört zu den Risikofaktoren für Herz-Kreislauf-Erkrankungen sowohl für die arteriellen wie für die venösen Gefäße. Gerade als Gefäßpatient sollten Sie für reichliche Bewegung sorgen, um das Risiko zu vermindern, dass Ihre Krankheit fortschreitet.

Wichtig ist, dass vor Aufnahme eines körperlichen Bewegungsprogrammes eine ärztliche Untersuchung steht, die eventuell nicht bekannte Gefährdungen oder Einschränkungen hinsichtlich Bewegung und Sport aufdeckt.

Es kommt nicht so sehr auf die Sportart an, die Sie ausüben wollen, sondern vielmehr darauf, wie Sie den Sport ausüben. Entscheidend ist, dass die sportliche Betätigung vor allem Freude macht, ohne Pressatmung ausgeführt wird und keinen Wettkampfcharakter annimmt.

Durch Bewegung und Sport werden individuelle Risikoprofile günstig beeinflusst: Sie reduzieren schneller Ihr Übergewicht, die erhöhten Fett- und Blutzuckerwerte werden gesenkt und die Entwöhnung vom Zigarettenrauchen gelingt leichter. Zumindest durch die Reduzierung dieser Risikofaktoren kommt es in jedem Falle auch zu einer Verbesserung der Lebensqualität. Weiterhin ist bekannt, dass körperliche Betätigung in der Freizeit ein ausgezeichnetes Mittel ist, die ungünstigen Auswirkungen von Stress zu verringern.

Übertreiben Sie nicht!

Wenn Sport als ganz vordergründige Maßnahme zur Gesundheitserhaltung herausgestellt wird, bedeutet dies aber umgekehrt nicht, dass Sie ein Marathonläufer werden sollen, um sich vor verkalkten Arterien oder einer höhergradigen Veneninsuffizienz zu schützen. Leistungssport ist also ungeeignet. Sie sollten sich langsam an ein möglichst tägliches, zumindest dreimal wöchentliches Bewegungspensum gewöhnen und die Intensität Ihres Trainings im Laufe mehrerer Monate behutsam steigern. Das Alter ist keine Kontraindikation für ein vernünftiges Bewegungs- und Sportprogramm. Allerdings sind mit zunehmendem Alter aufgrund anderer gesundheitlicher Beeinträchtigungen (insbesondere degenerativer Gelenkveränderungen bzw. Gelenk- und Knochenverschleiß) nicht alle Sportarten möglich.

Ob die drei L (Langläufer leben länger) wirklich für Sie zutreffen, ist nicht das Entscheidende. Wichtiger ist eine Verbesserung der eigenen Lebensqualität, die dadurch erreicht wird, dass Sie den drei L zwei weitere hinzufügen: Lässige Langläufer leben länger lustig.

Geeignete Sportarten

Besonders günstig für den ganzen Organismus, insbesondere aber für Herz- und Blutgefäße, sind Sportarten, die den ganzen Körper über längere Zeit kontinuierlich beanspruchen, ohne dass dabei hohe Kraft aufgewandt werden muss. Dies trifft zu für Langstreckenlauf (Joggen), täglich 15–30 Minuten, flottes Spazierengehen beziehungsweise Wandern (täglich 1–2 Stunden), Schwimmen, Skilanglauf, Radfahren und Gymnastik. Diese Bewegungs- und Sportarten können auch im Wechsel täglich ausgeübt werden. Besonders vorteilhaft z. B. bei Durchblutungsstörungen in den Becken- und Beinarterien ist das tägliche Laufen oder Wandern.

Ungeeignete Sportarten

Wenig geeignet für Patienten mit Gefäßleiden sind Sportarten, bei denen die Muskeln mit großem Kraftaufwand angestrengt werden, wobei vermehrt gepresst geatmet wird. Dazu gehören viele Leichtathletiksportarten, alle Kraftsportarten, Geräteturnen, aber auch Liegestützen, Tauchen und Squash. Tennis, Ballspiele, Golf sind möglich, jedoch ungünstig, wenn sie wettkampfartig betrieben werden. Machen Sie Sport mit Freude an der Bewegung, um zusammen mit Freunden oder möglichst viel an der frischen Luft zu sein – dann sind diese Sportarten immer vorteilhaft.

Physikalische Therapiemaßnahmen

Physikalische Therapien

Krankengymnastik, Massage, Kneipp-Anwendungen – einschließlich Bäder – spielen bei einer Reihe von Gefäßerkrankungen eine sehr wichtige Rolle im Therapieprogramm. Bei den Herzgefäßerkrankungen stehen deren entspannende und ausgleichende Wirkung im Vordergrund der Behandlung.

Bei Durchblutungsstörungen im Becken- und Beinbereich in den Krankheitsstadien II und III der arteriellen Verschlusskrankheit kommen folgende physikalische Therapien zur Anwendung:

- Massagen,
- angepasste Krankengymnastik,
- Teilbäder von 33 bis 35° Celsius.
- Bei den Stadien I und II zusätzlich als Gefäßtraining kalte Kneippsche Güsse bzw. Wechselgüsse.

Im Zusammenhang mit chronischen Venenleiden wurde auf die Bedeutung von Kompressionsverbänden bzw. -strümpfen hingewiesen. Bei gleichzeitig bestehenden arteriellen Durchblutungsstörungen der Beine sind diese Behandlungsmethoden jedoch ungeeignet. Weitere sehr wichtige physikalische Therapiemaßnahmen können manuelle Lymphdrainage sowie gymnastische Übungen sein.

Für wen eignen sich physikalische Therapien?

Die physikalischen Therapien werden insbesondere von Patienten mit orthopädischen Beschwerden (im

Sinne von altersbedingten Verschleißerscheinungen der Knochen, Gelenke und Muskeln) einschließlich rheumatischer Erkrankungen sehr geschätzt, weil sie die Schmerzen spürbar lindern und die Beweglichkeit deutlich verbessern.

Physikalische Behandlungsmaßnahmen helfen gegen orthopädische Beschwerden.

Viele Patienten mit Herz- und Gefäßerkrankungen haben auch Beschwerden im orthopädischen Bereich, die sie subjektiv mehr beeinträchtigen als die Auswirkungen ihrer Gefäßleiden. Für sie stellen die physikalischen Therapiemaßnahmen selbstverständlich eine große Hilfe dar.

Bei leichteren Formen der arteriellen und venösen Gefäßleiden bestehen gegenüber den physikalischen Anwendungen keine Bedenken.

Bei schweren Stadien sollten diese Maßnahmen am besten nur nach ärztlicher Anweisung durchgeführt werden, um eventuelle nachteilige Effekte zu verhindern.

Sauna und Wasseranwendungen

Saunabesuche sind bei arteriellen Durchblutungsstörungen und bei Krampfadern natürlich möglich, allerdings sollten Sie sich in der Saunakabine nur kurz aufhalten.

Bei arterieller Durchblutungsstörung empfiehlt sich im Anschluss an den Saunagang ein vorsichtiges Abduschen mit lauwarmem Wasser.

Bei Krampfaderleiden kann dagegen durchaus ein kalter Guss und ein kaltes Fußbad dem Saunagang angeschlossen werden.

Sowohl zur Vorbeugung als auch zur Behandlung von Venenleiden sind Wasseranwendungen in Anlehnung an die Lehre von Pfarrer Kneipp wirkungsvoll. In der Regel verbessern sie den Blutkreislauf und vermindern Venenbeschwerden.

Umgang mit Beruf und Stress

Alltagshektik **Wir wissen heute, dass in vielen Berufen Belastungen herrschen, die für die Patienten mit Gefäßleiden schädlich sind. Dies gilt zum Beispiel für andauernde körperliche Arbeit im Sinne von Heben und Tragen schwerer Lasten.**

Aber auch Schichttätigkeit, insbesondere des Nachts, stellen häufig eine ungünstige psychische Belastung mit negativen Auswirkungen auf die Gefäße dar. Hier wird das vegetative Nervensystem immer wieder aus der Bahn geworfen. Weiterhin sind Arbeiten unter besonderem Zeitdruck mit dem dadurch vermehrten psychischen Stress belastend. Neuere Untersuchungen haben gezeigt, dass bei erhöhtem Lärm besonders Patienten mit Bluthochdruck ungünstig reagieren.

Aber auch ganz allgemein die tägliche Terminhetze mit fehlenden Pausen und unkontrolliertem Essen zwischendurch trifft bildlich wie ein „Pfeil das Herz". Diese beruflichen Anspannungen wirken sich besonders auf unsere Arterien aus, die mit einer Erhöhung des Blutdrucks reagieren und diesen aushalten müssen. Besonders wenn arteriosklerotische Wandveränderungen bestehen und dadurch die Gefäßelastizität eingeschränkt ist, können stressbedingte Blutdruckschwankungen nicht mehr aufgefangen werden. Diese Blutdruckspitzen führen zu einer weiteren Zunahme der Wandarteriosklerose mit wiederum ansteigenden Blutdruckwerten. Lassen Sie es also gar nicht zu einer schweren Gefäßerkrankung wie Herzinfarkt, Schlagan-

Praktizieren Sie am Feierabend Förderliches für Ihre Gesundheit. Sie werden bereits nach kurzer Zeit merken, dass Sie leistungsfähiger geworden sind, weil sie physisch und psychisch ausgeglichener und stabiler den Belastungen des Berufes entgegentreten.

fall oder schwerer Veneninsuffizienz durch ungünstige Berufsfaktoren kommen. Versuchen Sie, die gesetzlich vorgeschriebenen Ruhepausen einzuhalten, nutzen Sie die Zeit zur Entspannung. Von besonderer Wichtigkeit ist auch der regelmäßige und ungestörte Nachtschlaf, denn gerade dadurch kann Stress abgebaut und bewältigt werden.

Versuchen Sie anstelle von regelmäßigen Überstunden Zeit zu gewinnen für wichtige bewegungstherapeutische Maßnahmen, wie etwa die Teilnahme an einer ambulanten Herz- oder Gefäßgruppe, eigenes Lauf- oder Gehtraining, gymnastische Übungen. Oder nehmen Sie sich Zeit für den Einkauf frischer Nahrungsmittel, das Zusammensein mit einem lieben Menschen oder lassen Sie einfach nur Ihre Seele baumeln.

Wenn der Beruf nicht mehr ausgeübt werden kann

Für einige Berufe besteht bei Vorliegen einer fortgeschritteneren Gefäßerkrankung sogar ein Berufsverbot. Dies wäre z. B. beim Vorliegen eines schweren Bluthochdruckes für Piloten, Lokführer, Berufsfahrer, Kranfahrer der Fall. Bei gutem Willen seitens der Arbeitgeber und des Arbeitnehmers lässt sich oftmals eine Umbesetzung oder eine Umschulung durchführen.

Kommt es infolge einer fortgeschrittenen Gefäßerkrankung zu einer Minderung der Erwerbsfähigkeit um 50 % oder mehr, so kann der erlernte Beruf nicht mehr voll ausgeübt werden. In einem solchen Fall sollte keine vorschnelle Berentung erfolgen, vielmehr sollten Rehabilitationsmaßnahmen oder stationäre Heilverfahren in guten Herz-Kreislauf-Kliniken durchgeführt werden. Oft gelingt es dadurch, die Leistungsfähigkeit so weit zu verbessern oder wieder herzustellen, dass die Tätigkeit im erlernten Beruf wieder möglich wird.

Auch Umschulungsmaßnahmen sollten bei jüngeren Patienten rechtzeitig erwogen werden.

Freizeit und Urlaub

Praktizierte Gesundheit **Freizeit und Urlaub bieten vermehrt Möglichkeiten, Gesundheit umfassend zu praktizieren. Vor allem als Patient mit einer Gefäßerkrankung sollten Sie diese Chance nutzen.**

Sie sollten Ihren Urlaub so planen, dass ungünstige Einflüsse, die im Alltagsleben nicht zu vermeiden sind, in der Urlaubszeit ausgeschaltet werden.

Was sollten Sie bei der Urlaubsplanung beachten?

Zunächst einmal sollten Sie im Urlaub die gesundheitlichen Risikofaktoren genauso vermeiden wie daheim. Dies bedeutet, dass Sie auch im Urlaub auf Ihr Gewicht und auf die Diät achten und auch das Zigarettenrauchen vermeiden sollten. Eventuell verordnete ärztliche Maßnahmen und Medikamente müssen im Urlaub genauso regelmäßig beachtet werden wie zu Hause. Eine Unterbrechung kann zu gefährlichen Komplikationen führen.

Nehmen Sie für die Dauer Ihres Urlaubs Ihre Medikamente von zu Hause mit.

Machen Sie mehrmals im Jahr Urlaub

Man weiß heute, dass in der dritten Ferienwoche die größte Erholungswirkung eintritt, eine weitere Urlaubsverlängerung aber keine wesentliche Verbesserung mehr bringt. Daraus ergibt sich für ihre Urlaubsplanung, dass ein dreiwöchiger Urlaub zweimal im Jahr den höchsten Erholungswert hat. Bezüglich der Jahreszeit lassen sich keine allgemein gültigen Empfehlungen geben. Dies hängt sehr viel von Ihren Urlaubswünschen und -vorstellungen, aber auch von Ihrem vegetativen

Nervensystem ab. Wegen eines ausgeglicheneren Klimas (keine extreme Kälte oder Hitze) scheinen Jahreszeiten wie Frühjahr und Herbst günstiger zu sein. Im Allgemeinen gilt, dass Sie dorthin reisen können, wo Sie sich wohl fühlen.

Hoch gelegene Regionen stellen in der Regel für den Gefäßpatienten keine besondere Gefährdung dar. Zumindest gilt dies bis zu Höhen von etwa 2000 Metern, vor allem, wenn eine ein- bis zweitägige Akklimatisierung mit eingeplant wird. Bei Höhen über 2000 Metern sollten Sie vorher Rücksprache mit Ihrem Arzt nehmen.

Gegen Flug- und Seereisen bestehen ebenfalls keine Bedenken. Zu beachten ist allerdings, dass längere Flugreisen in westlicher oder östlicher Richtung immer zu einer Zeitverschiebung führen. Dies bedarf einer mehrtägigen Anpassung des Körpers an die neue Ortszeit.

Versuchen Sie auch während beengter Sitzverhältnisse Zehen- und Beingymnastik zu machen oder möglichst oft aufzustehen und im Gang umherzugehen.

Was ist bei längeren Reisen und bei Hitze wichtig?

Sie sollten bei längeren Reisen in beengenden Positionen (Flugzeug, Omnibus) eine Thromboseprophylaxe durchführen. Bei arteriellen Gefäßkrankheiten reicht Aspirin aus; wenn fortgeschrittene Venenleiden bestehen, sollte Heparin subcutan gespritzt werden (sofern Sie nicht bereits Antikoagulantien wie Heparin oder Marcumar bekommen).

Bei Reisen in warme bis heiße Klimazonen muss sich der Körper in besonders vielen Organsystemen umstellen. Dies kann zu vermehrten Blutdruckschwankungen führen. So kann es auch durch erhöhtes Schwitzen zu einem Blutdruckabfall kommen. Sie sollten dann einen Arzt am Urlaubsort aufsuchen oder eine solche Situation vorher mit Ihrem behandelnden Arzt durchgesprochen haben, um zu wissen, was zu tun ist.

Planen Sie Ihren Urlaub möglichst stressarm, meiden Sie z. B. Hauptsaisonzeiten. Suchen Sie entlegenere Urlaubsziele auf, die weniger überfüllt sind. Reisen Sie nicht mit dem Auto, sondern mit der Eisenbahn oder mit dem Flugzeug.

Herz-Kreislauf-Rehabilitation

Rehabilitation

Die Anschlussheilbehandlung (AHB) oder Anschlussrehabilitation ist eine Weiterführung der stationären Krankenhausbehandlung. Sie findet auch unter stationären Bedingungen statt, meistens im Anschluss an einen Klinikaufenthalt.

Die Kosten der Anschlussbehandlung werden für berufstätige Patienten von den Rentenversicherungsträgern übernommen. Durch das Rehabilitationsangleichungsgesetz von 1974 wurde der gesetzliche Anspruch auf eine solche Behandlung für alle Patienten sichergestellt.

Ziel der Rehabilitation ist es, dass der Patient mit seiner chronischen Erkrankung leben lernt. Er soll letztlich Spezialist in eigener Sache werden.

Bei Patienten, für die der Rentenversicherungsträger die Kosten nicht übernimmt (etwa für nicht mehr berufstätige Personen) tritt als Kostenträger die gesetzliche Krankenkasse, die Ersatzkasse oder auch die private Krankenversicherung ein. Voraussetzung für die Aufnahme eines Patienten zur Anschlussheilbehandlung in eine Herz-Kreislauf-Rehabilitations-Klinik ist eine erfolgreiche Frühmobilisation im Akutkrankenhaus. Hohes Alter ist keine Gegenanzeige, wohl aber Gebrechlichkeit, sehr schlechter Allgemeinzustand und/oder andere schwere, sehr beeinträchtigende Erkrankungen. Für 90 % aller Herz-Gefäß-Patienten kommt eine Anschlussheilbehandlung in einer Rehabilitationsklinik in Frage.

Alle in diesem Buch behandelten Herz- und Gefäßerkrankungen stellen Indikationen für AHB-Maßnahmen dar.

Die Anschlussheilbehandlung stellt einen klinisch-stationären Aufenthalt dar, das heißt, sie unterscheidet sich wesentlich von dem, was man sich üblicherweise unter einer Kur vorstellt.

Aufgaben und Ziele einer Anschlussheilbehandlung

Aufgaben/ Ziele

Die Aufgaben und Ziele der Anschlussheilbehandlung in einer Herz-Kreislauf-Rehabilitationsklinik sind vielfältig und umfangreich:

Verlaufsbeobachtungen und Funktionsdiagnostik: Hierdurch soll der Gesundheitszustand sowie das Leistungsvermögen des Patienten auch im Hinblick auf seine weitere berufliche Zukunft, aber auch bezüglich sportlicher Aktivitäten beurteilt werden.

Medikamentöse Langzeittherapie: Der wichtigste Punkt ist die ausführliche Aufklärung und Beratung des Patienten über seine Medikamente. Ziel ist es, den Patienten zu einer zuverlässigen Einnahme anzuregen.

Bewegungstherapie: Hiermit soll die körperliche Leistungsfähigkeit verbessert werden, um den Patienten soweit wie möglich in sein früheres Alltagsleben einzugliedern. Außerdem lassen sich über die Bewegungstherapie kardiovaskuläre Risikofaktoren günstig beeinflussen. Die Therapie besteht aus einem gymnastischen Programm, verschiedenen Schwimmprogrammen, einem Muskelaufbautraining, fahrradergometrischem Training, Geh- und Lauftraining und Terraintraining in Form von therapeutisch begleiteten Spaziergängen unterschiedlicher Länge. Auch Entspannungsübungen werden durchgeführt.

Für das Rehabilitationsprogramm einer Herz-Kreislauf-Klinik ist ein multidisziplinäres Team erforderlich, dass sich in der Regel aus Mitarbeitern verschiedener Fachrichtungen zusammensetzt: Ärzten, Psychologen, Sozialarbeitern, Bewegungstherapeuten (Sport- und Gymnastiklehrer, Krankengymnasten), physikalischen Therapeuten, Diätassistentinnen und Krankenschwestern.

Diät und Gewichtsreduktion: Neben Beratungen gehören dazu auch Gespräche zur Bewusstmachung von Verhaltensweisen, die für viele Diätfehler verantwortlich sind, ebenso wie die Fertigkeit, selbst diätetisch zu kochen.

Gesundheitsbildung: Die Vermittlung von Informationen über Vorsorgemaßnahmen ist Bestandteil dieser Gesundheitsbildung. Besonders die Einbeziehung des Lebensstils soll Patienten Chancen aufzeigen, selbst durch entsprechendes Verhalten und Veränderungen das Fortschreiten seines Gefäßleidens zu verhindern. Dies hat nichts mit Aufzählen von Verboten oder Schuldzuweisung zu tun. Der Patient soll vielmehr lernen, mit seiner Krankheit umzugehen. Er soll verstehen, dass er als Patient viel mehr für sich und für seine Gesundheit tun kann als der Arzt.

Psychologische Beratung: Krankheitsbewältigung im weitesten Sinne und das Erlernen eines neuen Lebensstils mit neuen Verhaltensmustern machen die Mitwirkung des Psychologen in vielfältiger Weise erforderlich. Dies geschieht in Einzel- oder Gruppengesprächen und reicht von der Behandlung von psychoreaktiven Beschwerden (Ängste, Depressionen) über Veränderungen im Lebensstil (einschließlich Nichtrauchertraining) bis hin zu Selbsthilfemethoden zur körperlichen und seelischen Entspannung.

Sozialmedizinische Betreuung: Fragen und Probleme zu beruflichen Tätigkeiten, aber auch Unklarheiten zur sonstigen sozialen Absicherung können hier erörtert werden.

Für den Rentenversicherungsträger ist dabei von Bedeutung, dass Patienten, die an einer AHB teilgenommen haben, zu einem höheren Prozentsatz ihre frühere berufliche Tätigkeit wieder aufnehmen als Patienten ohne eine solche Maßnahme. Hier gilt der Slogan „Reha vor Rente".

Für die Krankenkassen, die die Kosten solcher Maßnahmen für meist ältere, nicht mehr im Berufsleben stehende Patienten tragen, gilt der Grundsatz „Rehabilitation vor Pflege".

Ambulante Herz-Gefäß-Gruppen

Nach dem Aufenthalt in einer Rehabilitationsklinik für Herz- und Gefäßerkrankungen sollte sich der Patient möglichst an seinem Wohnort einer ambulanten Herzbeziehungsweise Gefäßgruppe anschließen. Hier hat er die Möglichkeit, unter Anleitung eines Therapeuten und unter Aufsicht eines Arztes an einem Bewegungsprogramm mit Entspannungstechniken und gesundheitlichen Informationen lebenslang teilzunehmen.

Dabei kommt den ambulanten Herz- und Gefäßgruppen eine besondere Bedeutung zu. Untersuchungsergebnisse der Bundesversicherungsanstalt für Angestellte haben ergeben, dass Patienten, die nach einer stationären Reha-Maßnahme drei bis vier Jahre regelmäßig an ambulanten Rehabilitationsgruppen teilnahmen, eine bessere Lebensprognose hatten als Patienten, die dies unterlassen haben.

Folgende Adressen geben Auskunft, wo sich in Ihrer Nähe eine ambulante Herz- oder Gefäßgruppe befindet:

Deutsche Herzstiftung,
Vogtstr. 50, 60322 Frankfurt,
Tel. 0 69/9 55 12 80

Deutsche Gesellschaft für Prävention und Rehabilitation von Herz-Kreislauf-Erkrankungen e. V.,
Rizzastr. 34, 56068 Koblenz,
Tel. 02 61/30 92 33.

Patientenselbst-messungen: Blutdruck, Blutzucker, Quickwert

Selbst-messungen

Sowohl bei Bluthochdruck als auch bei der Blutzuckerkrankheit handelt es sich um Gesundheitsstörungen, die Sie als Patienten in der Regel lebenslang begleiten. Bei entsprechender Anpassung des Lebensstils und einer medikamentösen Therapie lassen sich jedoch diese Krankheiten meist gut in den Griff bekommen.

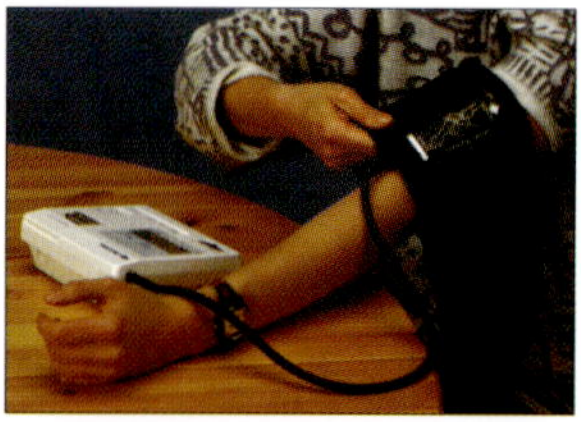

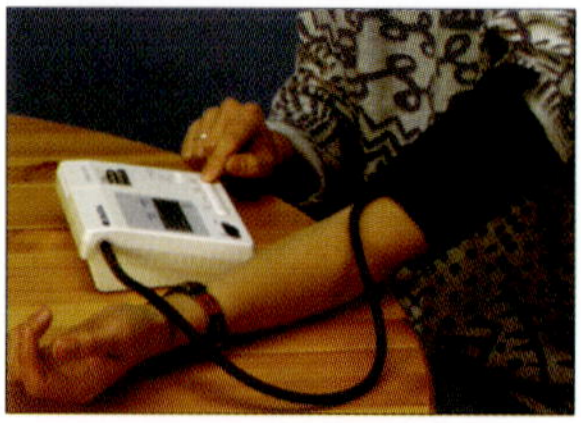

Mit modernen elektronischen Blutdruckmessgeräten ist der Messvorgang ein Kinderspiel: Zuerst die Manschette anlegen (Abb. oben), dann die Starttaste des Geräts bedienen (Abb. unten).

Um eine besonders gute Therapieüberwachung zu gewährleisten, haben sich in den letzten Jahrzehnten die Selbstmessungen von Blutdruck und Blutzuckerwerten bewährt. Sowohl zur Blutdruckselbstmessung als auch zur Selbstbestimmung der Blutzuckerwerte gibt es inzwischen handliche Geräte, deren einfache Bedienung leicht erlernt werden kann.

Insbesondere die medikamentöse Therapie kann so den täglich sehr unterschiedlichen Aktivitäten und schwankenden Messwerten angepasst werden. Über Ihre Messungen sollten Sie immer sorgfältige Aufzeichnungen führen und diese in regelmäßigen Abständen mit Ihrem Arzt besprechen.

Die Kosten für ein Blutdruckmessgerät oder ein Gerät zur Blutzuckerbestimmung werden je nach Krankenkasse ganz oder teilweise erstattet, wobei in der Regel ein ärztliches Attest über die Notwendigkeit der Anschaffung erforderlich ist. Einige Krankenkassen übernehmen die Kosten für ein Standardgerät. Entscheidet sich der Patient jedoch für ein teureres Gerät, so muss er die Mehrkosten selbst tragen.

Wie funktioniert die Quickwertselbstbestimmung?

Bei einer Blutzuckerselbstmessung werden zahlreiche Arztbesuche überflüssig. Hierdurch gewinnt der Patient mehr Zeit und eine größere Unabhängigkeit, und zusätzlich können Kosten im Gesundheitswesen eingespart werden.

Es gibt mittlerweile 100 Zentren, an denen Gerinnungsselbstkontrolle erlernt werden kann.

In den 80er Jahren wurden die ersten Patientenschulungen zur Quickwertselbstbestimmung in der Herz-Kreislauf-Klinik in Bad Berleburg gestartet.

Alle Patienten, die einer langfristigen Blutgerinnungshemmung bedürfen (das sind überwiegend Patienten mit künstlichen Herzklappen) und die eine ausreichende manuelle Geschicklichkeit aufweisen, erfüllen die Voraussetzung zum Erlernen und zur anschließenden Durchführung der Quickwertselbstbestimmung.

Diese Selbstbestimmung ist in jedem Alter möglich. Der erforderliche Gerinnungsmonitor ist handlich und ähnlich groß wie ein Gerät zur Blutzuckerbestimmung.

Untersuchungen haben gezeigt, dass die Quickwerte, die im Rahmen von Patienten-Selbstbestimmungen kontrolliert wurden, in einem höheren Prozentsatz innerhalb des therapeutischen Bereiches liegen als die durch auswärtige Ärzte und deren angeschlossenen Labors durchgeführten.

Weitere Vorteile der Quickwertselbstbestimmung sind: dauernde Verfügbarkeit von Gerinnungsmonitor und Messwerten und damit Unabhängigkeit von Zeit und Ort, sehr viel weniger Arbeitsausfallszeiten, flexiblere Freizeit- und Urlaubsgestaltung, Schonung der Venen, besseres Verständnis des Patienten für die eigene Erkrankung und deren mögliche Risiken.

Das Problem der Verkehrstauglichkeit

Fahrtüchtigkeit

Sie wissen, dass Alkohol die Fahrtüchtigkeit einschränkt. Auch einige Medikamente, die bei Gefäßerkrankungen verordnet werden, können Ihre Fahrtüchtigkeit vermindern.

Es ist für Sie wichtig zu wissen, dass bei einigen (besonders blutdrucksenkenden) Medikamenten zunächst keine Einschränkung der Fahrtüchtigkeit besteht, dass aber zusätzlicher Alkoholgenuss zu einer überdurchschnittlichen Einschränkung der Fahrfähigkeit führen kann.

Bei schweren Gefäßerkrankungen mit gefährlichen Organkomplikationen wie Ablösung der Augennetzhaut muss manchmal das Führen eines Fahrzeuges verboten werden. Das Verbot gilt meistens für Berufsfahrer insbesondere bei der Personenbeförderung. Diese Maßnahme bedeutet jedoch nicht automatisch den Entzug des Führerscheins. Ihr Arzt ist nicht verpflichtet, eine verminderte Verkehrstauglichkeit der Polizei oder dem Straßenverkehrsamt mitzuteilen. Ist Ihr Arzt davon überzeugt, dass Ihre eingeschränkte Verkehrstauglichkeit zu einer Gefährdung der Mitmenschen führt, so sollte er Sie darauf hinweisen und sich dies von Ihnen auch schriftlich bestätigen lassen. So weit sollten Sie es aber nicht kommen lassen. Bei einem schweren Gefäßleiden mit dadurch bedingter Einschränkung ihrer Fahrtüchtigkeit sollten Sie freiwillig auf das Autofahren und damit auf eine eigene Gefährdung und die Ihrer Mitmenschen verzichten.

Wenn Sie blutdrucksenkende Medikamente einnehmen, bedenken Sie, dass Alkoholgenuss Ihre Fahrfähigkeit einschränken kann.

Gefäßerkrankungen vorbeugen

Checkliste **Die Checkliste auf dieser Seite nennt Ihnen bei ehrlicher Beantwortung ca. 90 % der möglichen Maßnahmen im Hinblick auf eine günstige Beeinflussung Ihrer Gefäßsituation.**

Folgende Fragen sollten Sie sich beantworten oder mit Ihrem Arzt besprechen und am besten jährlich wiederholen:

	ja	nein
◆ Gibt es in meiner Verwandtschaft Personen mit Gefäßleiden oder mit Risikofaktoren (z. B. Krampfaderleiden, Herzinfarkt, Hypertonie, Diabetes mellitus)?	❑	❑
◆ Kenne ich meine Blutdruckwerte beziehungsweise mein Blutdruckverhalten?	❑	❑
◆ Liegen meine Blutwerte im Normbereich (Cholesterin, Triglyceride, Blutzucker, Harnsäure)?	❑	❑
◆ Bin ich übergewichtig?	❑	❑
◆ Bin ich nikotinabhängig?	❑	❑
◆ Führe ich ein Bewegungsprogramm durch?	❑	❑
◆ Versuche ich Stress in Beruf und Freizeit abzubauen?	❑	❑
◆ Ist ein Bluthochdruck oder eine Blutzuckererkrankung bei mir medikamentös ausreichend behandelt?	❑	❑
◆ Führe ich eine Diät (fettarm, kochsalzarm, kalorienreduziert) durch, die meiner Krankheit oder meiner vorhandenen Risikofaktoren entspricht?	❑	❑
◆ Sorge ich für ausreichende Entspannung und Schlaf?	❑	❑
◆ Waren meine Untersuchungen (EKG, Ergometrie, Ultraschalluntersuchungen der Gefäße bei Hinweisen auf Durchblutungsstörungen) im Rahmen des jährlichen Gesundheits-Checks in Ordnung?	❑	❑

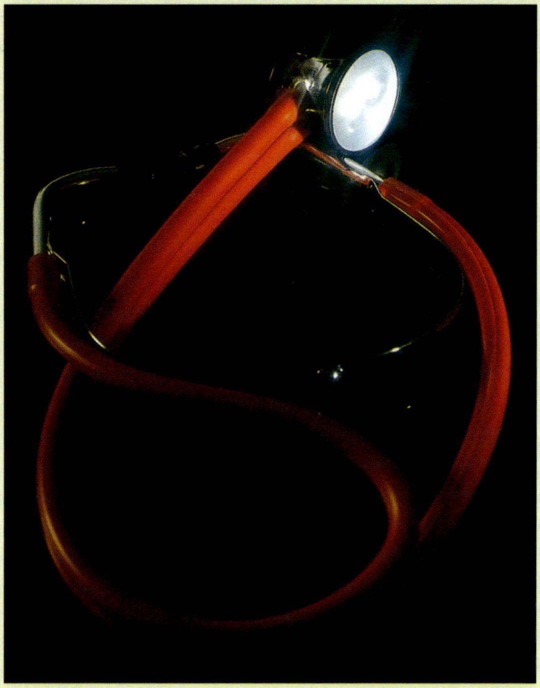

Fragen und Antworten aus der Praxis

Dieses Kapitel versucht Ihnen Einblick in die ärztliche Erfahrung zu vermitteln. Es beantwortet einige häufige Fragen, soweit sie nicht schon in den vorangegangenen Kapiteln abgehandelt wurden. Selbstverständlich sind die Menschen und ihre Probleme individuell verschieden. Trotzdem werden Sie erkennen, dass Sie viele Fragen gar nicht mehr zu stellen brauchen, wenn Sie die vorherigen Kapitel gelesen haben und sich auch noch den nächsten Seiten widmen.

Wie schädlich ist das Zigarren- und Pfeifenrauchen?

Wissenschaftliche Untersuchungen haben ergeben, dass Zigarren- und Pfeifenrauchen für die Herzinfarktgefährdung kein erhöhtes Risiko darstellen. Dies beruht vermutlich auf der Tatsache, dass Zigarren- und Pfeifenraucher nicht inhalieren. Manchmal meinen dadurch Zigarettenraucher, eine Umstellung von Zigaretten auf Zigarre oder Pfeife wäre günstig. Weitere Forschungen haben aber gezeigt, dass Zigarettenraucher beim Wechsel auf Pfeife oder Zigarre weiter inhalieren und sich dadurch ihr gesundheitliches Risiko nicht ändert. Zusammenfassend gibt es also für den Zigarettenraucher keine andere Wahl, als das Rauchen gänzlich einzustellen, wenn man ehrlich etwas für seine Gesundheit tun will.

Was versteht man unter „Passivrauchen"?

Vom Passivrauchen spricht man, wenn man dem Rauch anderer aktiv rauchender Personen ausgesetzt ist und diese Luft aufnehmen muss. Im Gegensatz zu früheren Erkenntnissen, wissen wir heute, dass Passivrauchen die Gesundheit gefährdet.

In den USA und Kanada haben wissenschaftliche Untersuchungen eindeutige Hinweise ergeben, dass Passivrauchen zu einem erhöhten Prozentsatz zu Lungenkrebs führen kann. Insbesondere Kinder, die vermehrt Passivrauchen ausgesetzt sind, leiden häufiger unter Atemwegserkrankungen. Aufgrund neuester Untersuchungen konnte in den USA abgeschätzt werden, dass etwa 37 000 Herzinfarkte pro Jahr und pro 250 Millionen Menschen allein durch Passivrauchen verursacht werden. Auch wenn es sich hier um statistische Hochrechnungen handelt, so ist unzweifelhaft, dass Passivrauchen zu schweren Gesundheitsstörungen führt. Es kommt somit dem Passivrauchen eine wesentlich größere Bedeutung zu, als bisher vermutet wurde. Die große Schwierigkeit bei der Beurteilung des Passivrauchens besteht jedoch darin, dass noch keine systematischen Untersuchungen zur Dosis-Wirkung-Beziehung vorliegen. Gemeint ist damit die Frage, ab welcher Menge beziehungsweise Konzentration das Passivrauchen schädlich wird. Aus diesem Grunde können nur sehr schwer Maßnahmen zum Schutz von Nichtrauchern und insbesondere von Kindern eingeführt werden. Unabhängig von möglichen staatlichen Schutzmaßnahmen sollte jeder erwachsene Mensch versuchen, dem Zigarettenrauch aus dem Wege zu gehen. Das kann bedeuten, dass Sie Ihre Kollegen am Arbeitsplatz bitten, in Ihrer Gegenwart auf die Zigarette zu verzichten, oder Ihren Chef bitten, Ihnen einen rauchfreien Arbeitsplatz zuzuweisen. In jedem Falle sollte in Anwesenheit von Kindern auf das Zigarettenrauchen verzichtet werden. Umgekehrt sollten Sie darauf achten, dass Sie sich mit Ihren Kindern möglichst nicht in der Umgebung von Zigarettenrauchern aufhalten. Zu wünschen wäre allerdings auch, dass die deutschen Behörden gleichermaßen energisch gegen das Passivrauchen vorgingen, wie dies entsprechende Behörden in den USA und Kanada tun.

Ist Alkoholkonsum schädlich?

Neuere Untersuchungen, über die in allen Medien berichtet wurde, haben ergeben, dass kleinere tägliche Alkoholmengen (insbesondere 1–2 Gläser Rotwein) arteriosklerotischen Gefäßerkrankungen vorbeugen können, insbesondere die Häufigkeit der Herzinfarkte gegenüber Nichtalkoholikern leicht reduziert. Das erlaubt jedoch nicht den Rückschluss, dass regelmäßiger Alkoholgenuss in größeren Mengen als gesundheitlich günstig bzw. ungefährlich angesehen wird. Das besonders gefährdete Organ bei übermäßigem Alkoholkonsum ist bekanntlich die Leber. Zusätzlich sollte beachtet werden, dass Alkohol zu den kalorienreichen

Nahrungsmitteln gehört: 1 Flasche Wein (0,75 l) oder 2 Flaschen Bier (je 0,5 l = 1,0 l) haben über 500 Kalorien.

Bei vermehrter Alkoholzufuhr nimmt die Häufigkeit des Schlaganfalles zu, d. h., mit steigendem Alkoholkonsum kommt es zunehmend zu Erkrankungen des Gehirns. Weiter wissen wir, dass übermäßiger Alkoholgenuss ein wichtiger Risikofaktor für die Entstehung eines Bluthochdrucks ist. Dies erscheint im ersten Augenblick widersprüchlich, da ja bekanntermaßen Alkohol Gefäße erweitert und damit zunächst der Blutdruck abnimmt. Hier handelt es sich aber immer nur um eine kurzfristige Wirkung des Alkohols. Vor allem gerade bei chronischem Alkoholgenuss steigt der Blutdruck im Laufe der Zeit an. Bei täglichem Genuss von einer Flasche Wein (0,7 l) oder 2 Flaschen Bier (1,0 l) kommt es zu einer Zunahme der Todesfälle durch Kreislaufversagen. Weiterhin sollten Sie wissen, dass es Erkrankungen gibt, z. B. Leberkrankheiten oder manche Formen der Herzmuskelerkrankung, die eine absolute Alkoholkarenz erforderlich machen.

Zusammenfassend lässt sich sagen, dass geringe Mengen, besonders Rotwein, einen gewissen schützenden Effekt zu haben scheinen, dass eine tägliche höhere Alkoholmenge jedoch eindeutig gesundheitsschädigend ist. Wenn keine gesundheitlichen Gründe gegen einen Alkoholgenuss sprechen, so können Sie durchaus 1–2 Gläser Wein oder 1/2–1 Flasche Bier täglich trinken.

Wirken Kaffee und Tee nachteilig auf die Gesundheit?

Zu unserem täglichen Leben gehören die Getränke Kaffee und Tee. Auch hier tauchen in regelmäßigen Abständen Berichte über gesundheitliche Auswirkungen dieser Genussmittel in den Medien auf.

Größere Untersuchungen haben ergeben, dass bis zu vier Tassen Kaffee pro Tag für Herz- und Gefäßkranke keine Verschlimmerung einer vorhandenen

Erkrankung bewirken. Bei manchen Menschen steigt nach Kaffeegenuss der Blutdruck etwas. Es gibt jedoch bisher keine Hinweise darauf, dass Kaffeegenuss in mäßigen Mengen und Konzentrationen eine ungünstige Auswirkung auf den Bluthochdruck hat.

Auch bei den meisten Menschen, bei denen bereits ein Bluthochdruck besteht, kommt es durch mäßigen Kaffeegenuss zu keinem weiteren Blutdruckanstieg, vor allem wenn er medikamentös gut eingestellt ist und wenn die Lebensweise an sich „stimmt". Es besteht somit kein Grund, Ihnen als Gefäßpatient das Kaffeetrinken zu verbieten. Sie sollten allerdings den Kaffee als Genussmittel und nicht etwa als Aufputschmittel ansehen. Bei älteren Menschen kann sich eine Tasse Bohnenkaffee sogar förderlich für die Hirndurchblutung auswirken.

Wenn Sie jedoch aus Erfahrung wissen, dass Sie zu den wenigen Menschen gehören, die auf Kaffeegenuss mit unerwünschten Nebenwirkungen (z. B. Erregung, Herzklopfen oder einem Blutdruckanstieg) reagieren, dann sollten Sie als Gefäßpatient auf diesen verzichten. Reichlich und in starker Konzentration getrunkener Kaffee (mehr als 5 Tassen pro Tag) hat sich für viele Gefäßkranke als ungünstig erwiesen.

Tee wird im Allgemeinen von gefäßkranken Patienten gut vertragen. Besonders Früchteteesorten sind zu empfehlen; schwarzer Tee in großen Mengen kann gelegentlich auch eine „Aufputschwirkung" nach sich ziehen.

Falls eine Kalorieneinsparung nötig ist, können Sie Kaffee und Tee ohne Milch und Zucker trinken.

Warum sind Frauen vor Arteriosklerose besser geschützt als Männer?

Die weiblichen Hormone (insbesondere Östrogene) schützen die Frau vor arteriosklerotischen (d. h. arteriellen) Gefäßkrankheiten. Wie dieser Schutz letztlich abläuft, ist nicht vollständig geklärt. Östrogene bewirken, dass die Blutplättchen (Thrombozyten) nicht so schnell zusammenkleben. Dieser Schutz vor arteriosklerotischen Erkrankungen verschafft der Frau gegenüber dem Mann einen großen biologischen Vorteil.

Mit dem Beginn der Wechseljahre und dem damit verbundenen Hormonabfall geht dieser Schutz jedoch wieder verloren. Das Risiko, eine arteriosklerotische Gefäßerkrankung zu bekommen, ist nun bei Frauen und Männern ähnlich groß. Der Unterschied dabei ist jedoch, dass die Arteriosklerose beim Mann ab dem 20. Lebensjahr schleichend beginnt, bei der Frau infolge ihres Schutzfaktors Östrogen erst um das fünfzigste Lebensjahr. Wenn Frauen im Klimakterium eine Östrogen-Ersatztherapie durchführen, so bleibt ihr Risiko bezüglich einer arteriosklerotischen Gefäßerkrankung deutlich niedriger als das bei Frauen, die eine solche Hormon-Einnahme nicht durchführen.

Durch den Östrogen-Ersatz werden sowohl Blutdruck und Fettwerte günstig beeinflusst als auch die bereits erwähnte Verklumpung der Blutplättchen vermindert. Allerdings sollten diese Östrogene nie allein, sondern in Kombination mit Gestagenen, dem zweiten weiblichen Geschlechtshormon, eingenommen werden. Die Östrogen-Therapie regt hormonabhängiges Gewebe an, was zu einem gewissen Krebsrisiko führen könnte. Diese Veränderungen werden durch den Gestagenzusatz gebremst.

Bei den Hormonpräparaten, die Frauen in oder nach den Wechseljahren empfohlen werden, handelt es sich um niedrige Konzentrationen des natürlichen Körper-Östrogens. Dieses ist nicht vergleichbar mit dem künstlichen Östrogen der „Pille“, das in höherer Dosierung verabreicht werden muss, um eine Schwangerschaft zu verhindern. Diese hohe Konzentration an künstlichen

Östrogenen bewirkt bei Frauen, die eine entsprechende Veranlagung haben, ein deutlich erhöhtes Thromboserisiko in den Beinvenen. In Kombination mit Zigarettenrauchen oder anderen Risikofaktoren steigert die „Pille" deutlich das Risiko für arteriosklerotische Herz-Kreislauf-Erkrankungen. Durch einen Gefäßkrampf und eine erhöhte Blutplättchenverklumpung mit Bildung von Blutgerinnseln verschließen sich die Herzkranzgefäße und können so zu einem Herzinfarkt führen.

Es soll nochmals betont werden, dass es bei diesen Frauen häufig zu einem Herzinfarkt kommt, ohne dass schwere arteriosklerotische Gefäßwandveränderungen nachweisbar sind.

Frauen haben also aufgrund ihres Hormonschutzes bis zu den Wechseljahren viel seltener arteriosklerotische Gefäßkrankheiten. Mit dem Alter nimmt jedoch auch diese Erkrankung zu, ohne jedoch die Häufigkeit gleichaltriger Männer zu erreichen. Da insgesamt arterielle Gefäßkrankheiten bei Frauen seltener auftreten, denken viele Ärzte weniger häufig daran, als bei ihren männlichen Patienten. Dadurch kommt es vor, dass insbesondere Erkrankungen der Herzkranzgefäße bei Frauen zu einem späteren Zeitpunkt als bei Männern diagnostiziert werden und dass wichtigen Behandlungen (z. B. Herzkatheteruntersuchungen, Bypass-Operationen) verzögert durchgeführt werden.

Warum Bypässe bei Frauen kürzer offen bleiben als bei Männern, ist wissenschaftlich noch nicht geklärt. Frauen sollten daher bei Schmerzen im Brustbereich, die zum Hals beziehungsweise den linken Arm ausstrahlen und mit Übelkeit oder Oberbauchbeschwerden einhergehen, an eine Herzkrankheit denken und beim Arzt auf eine umfassende Untersuchung drängen. Nach einer Herz- oder Gefäßkrankheit steht auch Frauen, ebenso wie Männern, eine mehrwöchige

Behandlung in einer Rehabilitationsklinik zu. Oft sind es die Frauen selbst, die einen solchen Aufenthalt nicht annehmen oder ihn für überflüssig halten. Auch hier sollte ein Umdenken einsetzen, denn gerade Frauen brauchen eine solche Rehabilitationsmaßnahme häufiger, auch wegen ihrer chronischen Überlastung als Berufstätige, Ehefrau, Mutter und Hausfrau. Die Zeit in einer Klinik kann auch zum Überdenken der bisherigen Lebenssituation genutzt werden und zum Planen der Zukunft.

Wie kann mir mein Lebenspartner bei der Krankheitsbewältigung helfen?

In diesem Buch haben Sie an mehreren Stellen gelesen, dass bei der Behandlung und Verhütung eines Fortschreitens arteriosklerotischer Gefäßerkrankungen eine Lebensstiländerung wichtig ist. Diese Änderung der Lebensweise betrifft Sie als Patienten nie allein. Ihr Lebenspartner nimmt automatisch daran teil. Bei leichteren Gefäßerkrankungen sind die notwendigen Anpassungsmaßnahmen gering und beeinflussen den gemeinsamen Lebensrhythmus nicht wesentlich. Anders sieht es aber bei fortgeschrittenen Gefäßerkrankungen wie z. B. bei hohem Blutdruck, Herzinfarkt oder schwerer Veneninsuffizienz aus. Hier ist oftmals eine tief greifende Änderung der Lebensweise erforderlich, die zwangsläufig den Partner miteinbezieht. Bei mangelndem Verständnis kann dies zu einer Belastung für die Partnerbeziehung führen.

Ihr Partner kann Ihnen bei der Lebensstiländerung helfen, indem er sich selbst daran anpasst, weil er erkennt, wie wichtig dies für Ihre Gesundheit ist. Diese Änderungen der Lebensführung sind auch für die Gesundheit und die Lebensweise des Partners nicht von Nachteil, meist sogar von Vorteil. So kann Ihnen Ihr Partner durch das Einstellen des Zigarettenrauchens helfen, in Ihrem Bemühen nicht „rückfällig“ zu werden.

Ähnlich verhält es sich mit einer Diät, die Sie im Rahmen eines Klinikaufenthaltes, z. B. in einer Rehabilitationsklinik kennen gelernt haben. Es ist für Sie leichter, diese einzuhalten, wenn der Partner und die ganze Familie mitmachen und ebenfalls fettreduzierte und salzarme Speisen akzeptieren. Oftmals müssen bei fortgeschrittener Erkrankung lieb gewonnene Aktivitäten aufgegeben werden, um mehr Möglichkeiten der Entspannung zu finden. Auch hier ist es vorteilhaft, wenn sich der Partner freiwillig den neuen Verhaltensnotwendigkeiten anpasst.

Versuchen Sie, Ihren Partner möglichst viel über Ihre Gefäßerkrankung und die sich daraus ergebenden Konsequenzen zu informieren und ihn daran teilnehmen zu lassen. Geben Sie ihm auch dieses Buch zu lesen. Je mehr Ihr Partner über Ihre Krankheit Bescheid weiß, desto besser kann er mithelfen. Erwarten Sie jedoch nie von ihm eine Führung. Umgekehrt sollten auch Sie keine dominierende Rolle übernehmen. Bleiben Sie immer ein gleichberechtigter Partner. Fühlen Sie sich für Ihre Gesundheit letztendlich immer selbst verantwortlich. Wälzen Sie diese Verantwortung auf niemanden ab.

Ein verständnisvoller Partner kann Ihnen jedoch sehr viel bei der Bewältigung Ihrer Probleme helfen. Schon in mancher Partnerschaft wurde, so paradox es auch klingt, die Entdeckung einer Gefäßkrankheit mit den daraus resultierenden akzeptierten Lebensstilveränderungen zum Ausgangspunkt eines erfüllteren und glücklicheren Lebens. Sie kennen das Sprichwort: „Geteiltes Leid ist halbes Leid, und geteilte Freude ist doppelte Freude“. Diese Worte gelten für Gefäßkrankheiten und Partnerschaft in ganz besonderem Maße.

Wie steht es mit Geschlechtsverkehr?

Die Sexualität ist eine fundamentale Dimension menschlicher Existenz und stellt einen besonderen Trost und eine Glücksmöglichkeit gerade für den kranken oder älteren Menschen dar. Sie beinhaltet eine Chance persönlicher Lebenserfüllung und Selbstverwirklichung. Viele Ärzte weichen Fragen zum Thema Sexualität aus, besonders wenn schwere Gefäßerkrankungen (z. B. Herzinfarkt, Venenthrombose) vorliegen. Sicher ist, dass viele Gefäßpatienten ihre Durchblutungsstörungen in mehreren Organen haben: So können gleichzeitig Durchblutungsstörungen des Herzens, der Beine und auch der Geschlechtsorgane vorliegen. Eine Durchblutungsstörung der Geschlechtsorgane beziehungsweise der größeren Arterien, die diese Organe versorgen, kann eine Minderung Ihrer Libido und Potenz bewirken. Dies kann der Fall sein, obwohl Sie sich sonst weitgehend beschwerdefrei und körperlich leistungsfähig fühlen.

Auch Hochdruckpatienten schildern öfters eine Abnahme ihrer Libido und Potenz. Besonders, wenn Sie gleichzeitig rauchen, kommt es zu peripheren Durchblutungsstörungen in den Becken- und Beingefäßen, von denen auch die Sexualorgane versorgt werden.

Störungen von Libido und Potenz können auch durch – meist blutdrucksenkende – Medikamente hervorgerufen werden.

Wenn Sie Probleme mit Libido und Potenz haben, sollten Sie sich nicht scheuen, mit Ihrem behandelnden Arzt darüber zu sprechen und zu überlegen, inwieweit andere Medikamente in den Therapieplan aufgenommen werden können, die zu geringeren oder gar keinen sexuellen Störungen führen.

Ein weiterer Grund für die Abnahme von Potenz und Libido liegt jedoch häufig im psychischen Bereich. Ängste des Patienten und des Lebenspartners werden weder miteinander noch mit dem behandelnden Arzt oder mit einem Therapeuten besprochen. Vielleicht versuchen Sie einmal in entspannter Atmosphäre (z. B. während des Urlaubs) mit Ihrem Partner dieses Thema offen anzugehen.

Wann kann Geschlechtsverkehr nachteilig sein?

Aus medizinischer Sicht stellt die sexuelle Betätigung eine von vielen möglichen körperlichen Aktivitäten dar. Untersuchungen amerikanischer Herzspezialisten haben gezeigt, dass die Herzfrequenz und der Blutdruck dabei nicht mehr ansteigen als bei vielen alltäglichen körperlichen oder sportlichen Betätigungen. In der Regel entspricht die seelisch-körperliche Belastung beim Geschlechtsverkehr einer fahrradergometrischen Belastung von 75 Watt. Praktisch bedeutet dies, dass ein Patient, der 75 Watt auf dem Fahrradergometer ohne wesentliche Beschwerden leistet, der eine Treppe hochsteigen oder raschen Schrittes um einen Häuserblock gehen kann, seine früheren gewohnten sexuellen Aktivitäten ohne Sorge wieder aufnehmen kann. Kommen jedoch weitere Begleitumstände hinzu (z. B. Verkehr mit neuem Partner, unter Zeitdruck, Schuldgefühlen oder Angst vor Entdeckung mit zusätzlichem Zwang, diesem unvertrauten Sexualpartner Leistungsfähigkeit und Potenz zu beweisen, nach reichlichem Essen, Alkohol- und Nikotingenuss), dann kann die sexuelle Aktivität zu einer deutlich erhöhten Belastung für Herz und Kreislauf mit daraus resultierenden Gefährdungen führen.

Kleines Wörterbuch

ACE-Hemmer
Konversionsenzymhemmer, d. h. Medikamente, die ein blutdrucksteigerndes Enzym dämpfen bzw. inaktivieren

Acetylsalicylsäure
Abgekürzt ASS, der Wirkstoff von Aspirin, verhindert das Zusammenkleben der Blutplättchen (Thrombozyten) und hemmt damit die Blutgerinnung.

Anamnese
Befragung oder Erhebung der Krankheitsgeschichte einschließlich der Beschwerden durch den Arzt

Aneurysma
Ausbuchtung oder Aussackung; ein Aneurysma kann sowohl am Herzen (meist nach Herzinfarkt) als auch an einem Gefäßabschnitt (meist an der Aorta) auftreten. Ein größeres Aneurysma muss meistens operativ beseitigt werden.

Angina pectoris
Brustenge, Schmerzen hinter dem Brustbein; tritt bei mangelnder Versorgung des Herzmuskels mit Sauerstoff zunächst unter körperlicher oder seelischer Belastung auf, bei Fortschreiten der Herzkranzverengungen auch in Ruhe. Die Schmerzen oder das Druckgefühl können vom Brustbein in den linken Arm, in die Hals- oder Kieferregion oder auch in die Magengegend ausstrahlen.

Angiographie
Gefäßdarstellung mit Röntgenkontrastmittel; bei Darstellung der Herzkranzarterien spricht man von Koronarangiographie.

Angiologie
Lehre von den Blutgefäßen und Gefäßkrankheiten

Antihypertensivum	Medikament zur Senkung erhöhter Blutdruckwerte
Antikoagulanzien	Gerinnungshemmende Medikamente, die die Bildung von Blutgerinnseln und ihre Verschleppung verhindern.
Arterie	Schlagader; Blutgefäß, das vom Herzen sauerstoffreiches Blut (= arterielles Blut) wegführt
Arteriosklerose	Häufigste Durchblutungsstörung bzw. Erkrankung der Arterien infolge Einlagerung von Fett- und/oder Kalk in die Gefäßwand mit Einengung oder Verschluss des Blutgefäßes
AVK	Abkürzung für arterielle Verschlusskrankheit; manchmal spricht man auch von einer pAVK und meint damit die periphere arterielle Verschlusskrankheit (in der Regel der Beine).
Betarezeptorenblocker	Medikament zur Behandlung der koronaren Herzkrankheit und/oder des Bluthochdruckes
Body-Mass-Index	Abkürzung BMI; Formel zur Berechnung des relativen Körpergewichts: BMI = Gewicht (in kg)/Körpergröße^2 (in m^2); Übergewicht oberhalb 25
Broca-Index	Formel zur Ermittlung des relativen Körpergewichtes bei einer bestimmten Größe: Normalgewicht (in kg) = Körpergröße (in cm) minus 100
Bypass	Gefäßumleitung und damit auch Umleitung der Blutbahn bzw. des Blutflusses; dadurch Überbrückung eines eingeengten oder verschlossenen Gefäßabschnittes. Es gibt venöse (z. B. ACVB = aortocoronarer Venenbypass) und arterielle Bypässe (z. B. IMA-Bypass = innere Mammaria-Arterie).

Calziumantagonist	Medikament zur Behandlung von Durchblutungsstörungen und Rhythmusstörungen am Herzen und/oder zur Blutdrucksenkung
Claudicatio intermittens	Intermittierendes Hinken („Schaufensterkrankheit"). Infolge von Durchblutungsstörungen in den Becken- und Beinarterien beim Gehen mit Auftreten von Schmerzen. Durch Stehenbleiben (mit Schaufenstergucken) verschwinden die Schmerzen wieder.
Diastolischer Blutdruck	Unterer Blutdruckmesswert, spiegelt die Druckverhältnisse während der Erschlaffung des Herzmuskels wider.
Economy-Class-Syndrom	Oberflächliche Beinvenenthrombose durch längeres Sitzen in beengten Positionen, z. B. nach einem langen Flug oder einer langen Busfahrt
Embolie	Verschleppung eines Blutgerinnsels bzw. eines Teils eines Gerinnsels mit dem Blutfluss in die Ader eines anderen Organes mit dadurch bedingtem plötzlichem Gefäßverschluss
Gerinnungshemmer	Medikamente, die die Blutgerinnung hemmen (z. B. Marcumar, Heparin, Aspirin und dadurch einen Gefäßverschluss durch ein Blutgerinnsel vorbeugen
Herzinfarkt	Absterben von Herzmuskulatur bei plötzlichem Verschluss eines Herzkranzgefäßes
Herzkranzgefäße	Arterien, die den Herzmuskel mit sauerstoffreichem Blut versorgen; anderer Begriff: Koronargefäße
Hirninfarkt	Absterben von Hirngewebe durch Verschluss eines Hirngefäßes infolge einer Embolie, einer Einblutung oder der Arteriosklerose

Hyperlipidämie	erhöhter Blutfettspiegel
Hypertonie	Bluthochdruck
Hyperurikämie	erhöhte Harnsäurewerte im Blut
Ischämie	Durchblutungsstörung von Gewebe infolge eingeschränkter arterieller Blutzufuhr
Kardiologie	Lehre von den Herzkrankheiten
Katheter	Röhrchen bzw. Schlauch oder Sonde, wird in den Körper, in der Regel in die Gefäße, eingeführt, um entweder in der Diagnostik Kontrastmittel für Gefäßdarstellungen einzubringen oder in der Therapie Medikamente zu verabreichen.
kardiovaskulär	Herz und Gefäße betreffend
koronare Herzkrankheit	Durchblutungsstörung des Herzens durch Einengung der Herzkranzgefäße
Lymphdrainage	besondere Massageart, mit der durch leichten mäßigen kreisenden Fingerdruck der Abfluss der Lymphflüssigkeit aus dem Gewebe gefördert und Lymph- oder Venenstauungen beseitigt oder gebessert werden können
Myokard	Herzmuskel; Myokardinfarkt = Herzinfarkt
Ödem	Wasseransammlung, Wassereinlagerung im Gewebe oder in einem Organ
Phlebitis	oberflächliche Venenentzündung
Phlebographie	Röntgendarstellung der Venen mit Kontrastmitteln

postthrombotisches Syndrom	Venöse Durchblutungsstörung mit Ödemen, Hautveränderungen bis zu Geschwüren nach einer tiefen Venenthrombose
Prävention	Vorbeugung einer Erkrankung bzw. Verhinderung einer Krankheitsverschlimmerung
PRIND	Prolongiertes ischämisches neurologisches Defizit; länger als 24 Stunden dauernde Durchblutungsstörungen des Gehirns, die sich meist folgenlos zurückbildet
Quicktest	Labortest zum Nachweis der Gerinnungsfähigkeit des Blutes; gibt Auskunft über das Ausmaß der Gerinnungshemmung bei Behandlung mit Marcumar
Raynaud-Syndrom	Durchblutungsstörungen der Finger oder Zehen, die durch einen Verschluss oder Krampf kleinerer Gefäße entstehen
Rehabilitation	Wiederherstellung oder zumindest Verbesserung der körperlichen oder geistigen Leistungsfähigkeit bei Vorhandensein einer chronischen Erkrankung oder eines Gesundheitsschadens mit dauerhafter Funktionseinschränkung
Stenose	Gefäßeinengung
Stripping	Herausziehen bzw. Entfernen einer Krampfader im Rahmen einer kleinen Operation
Symptom	Krankheitszeichen
systolischer Blutdruck	oberer Blutdruckmesswert, spiegelt die Druckverhältnisse während des Zusammenziehens des Herzmuskels wider

Thorax	Brustkorb
Thrombolyse	medikamentöse Auflösung eines Blutgerinnsels
Thrombophlebitis	Entzündung einer oberflächlich gelegenen Vene
Thrombose	Einengung oder Verstopfung eines Blutgefäßes durch ein Blutgerinnsel (Thrombus)
TIA	Transitorische ischämische Attacke; Durchblutungsstörung des Gehirns mit Sauerstoffmangel, die sich nur kurz bemerkbar macht und meist durch eine Gefäßstenose einer außerhalb oder innerhalb des Kopfes liegenden Arterie hervorgerufen wird.
Ulcus cruris	Beingeschwür, auch „offenes Bein" genannt
Varikosis	Varizen, Krampfaderleiden
Varizensklerosierung	Einspritzen eines Verödungsmittels in kleine Besenreiservenen oder kleineren Krampfadern
Vene	Blutgefäße beziehungsweise Blutadern, die sauerstoffarmes Blut aus den Körperorganen zum Herzen zurückführen
Ventrikel	Hohlraum oder Kammer, z. B. rechte und linke Hauptkammer des Herzens oder Hohlräume im Gehirn, die Nervenwasser enthalten

Adressen, die weiterhelfen können

Deutsche Liga zur Bekämpfung von Gefäßerkrankungen e. V., Medizinische Klinik im Klinikum Karlsbad-Langensteinbach, Guttmannstr. 1, 76307 Karlsbad, Tel.: 0 72 02/6 10

Aktion Venenhilfe e. V., Postfach 80 10 05, 81610 München, Tel.: 0 20 22 80 75 32 (Venomobil)

Deutsche Gesellschaft Venen e. V., Postfach 18 10, 90007 Nürnberg, Tel.: 09 11/5 98 86 00

Stiftung Deutsche Schlaganfallhilfe, Carl-Bertelsmann-Str. 256, 33311 Gütersloh, Tel.: 0 52 41/9 77 00

Deutsche Herzstiftung e.V., Vogtstr. 50, 60322 Frankfurt a. M., Tel.: 0 69/9 55 12 80

Deutsche Liga zur Bekämpfung des hohen Blutdruckes e. V., Berliner Str. 46, 69120 Heidelberg, Tel.: 0 62 21/41 17 74

Herz-Kreislauf-Telefon Heidelberg, Berliner Str. 46, 69120 Heidelberg, Tel.: 0 62 21/47 48 00

Lipid-Liga, Deutsche Gesellschaft zur Bekämpfung von Fettstoffwechselstörungen und ihren Folgeerkrankungen, Waldklausenweg 20, 81377 München, Tel.: 0 89/7 19 10 01

Deutsche Lymphliga e. V., Schlehaid 49, 84533 Marktl, Tel.: 0 86 78/17 75

Arbeitskreis „Herzklappen-Patienten", (c/o Ch. Schäfer), Hülsenbergweg 43, 40885 Ratingen, Fax: 0 21 02/3 29 91

Dr. A. Bernardo, Herz-Kreislauf-Klinik, Arnikaweg, 57319 Bad Berleburg, Tel:. 0 27 51/8 80

Register